JN093246

Stay's

Shiki MACHIDA
町田志樹
[了德寺大学 健康科学部
医学教育センター]

99%が理解できた

解剖学オンライン講義

Anatomy
ステイズ・アナトミー

臓器編

はじめに

開講にあたって

　令和2年1月より明らかとなった新型コロナウイルス感染症（COVID-19）の感染拡大により，我々の生活様式は大きく一変しました．同時に緊急事態宣言に伴う外出自粛，過剰に飛び交う情報とインフォデミックなどにより，多くの方々がこれまで受けたことがないストレスを感じたかもしれません．

　4月に発令された緊急事態宣言によって，教育現場も急激な変化を余儀なくされました．登校の制限や遠隔授業が一斉に開始され，学生のみなさんも新年度に対する大きな不安を抱いていたのではないかと推測します．普段，理学療法士養成校で教鞭を取っている私の元にも，多くの学生達から学習への不安やモチベーションの揺らぎに関する悩みの声が届きました．それはSNSを通じて他校の学生達からも寄せられるようになり，徐々に教育者として何か出来ることはないかと考えるようになっていきました．

この状況に対し，私の専門性を活かして出来る支援は何か．

　考え抜いた結果，外出自粛を遵守する学生達のために無料オンライン解剖学講義「Stay's Anatomy」を立ち上げようという結論に至ったのです．

Stay's Anatomy とは

　Stay's Anatomy は最初は僅か数名の学力サポートのつもりで立ち上げた無料オンライン講義でした.

- 開講は毎週日曜日の10時30分から90分
- LINE のオープンチャットを活用
- YouTube のライブ配信を使用

　扱うテーマは参加者の声を確認しながら決め, 神経, 脳画像, 消化器, 循環器, 呼吸器, 上肢, 下肢, 脊柱, 心電図. そのいくつかは複数回行うことで計10回となりました. 特筆すべきは, 回を増すごとにその参加者数は100名, 1,000名, 3,000名と増えたことです. そしてなんと, 現在では約5,000名が登録するコンテンツへと成長し, その活動が評価されて第2回LINE OpenChat LeaderAward を受賞することもできました. また理学療法士養成校の学生以外に医師, 看護師, 鍼灸師, 柔道整復師, アスレチックトレーナーなど多くの職種を目指す学生達が参加し, 受講後のアンケートで

99%が『理解できた』, 97%が『満足』

との回答を得ることができました. さらに, 学生だけでなく, 現職者の方々も数多く視聴してくださいました. Stay's Anatomyがここまでの規模に成長し, 多くの学生達と繋がる結果になるとは開始当初はまったく考えていないことでした.

　運営に際してオンライン講義のノウハウが無い私に対し, 本当に多くの方々が力と知恵を貸してくれました. 運営を支えてくれた株式会社gene代表取締役の張本浩平先生, 技術面でバックアップしてくれた理学・作業療法士国家試験専門オンライン塾 鰐部ゼミナールの鰐部雄心先生, 広報に協力してくれたアークメディカルジャパン株式会社 代表取締役の坂元大海先生, 綺麗で楽しいグラレコでStay's Anatomyを彩ってくれた豊原亮子先生, Stay's Anatomyの名付け親の森田佳祐先生, いつも運営スタッフとして支援してくれている田中めぐみ先生には心から御礼を伝えたいと思います. ありがとうございました.

そしてそれがいま，本になりました．学生支援の一環として始めたStay's Anatomyが書籍となることに一番驚いているのは，間違いなく私です．これを機に，リアルタイムで視聴できなかった方々にも，Stay's Anatomyの世界観に触れていただきたいと思います．講義のライブ感を活かして仕上げた一冊だからこそ，従来の書籍とは異なる学びを提供することができると確信しています．解剖学は臨床で大事だからこそ，現職者の方々にも，学び直しの解剖学として役立つ部分が大いにあります．特に，「解剖学が苦手」「基礎医学が好きになれない」「学校の講義では理解できない」という学生には是非，本書を手に取ってほしいです．本書が貴方の基礎学力，臨床能力，さらに近い将来に担当するであろうクライアントの幸せに繋がることを，私は著者・教育者として強く願っています．

正しく・楽しく・わかりやすいをモットーに

　私は普段，教壇に立つ際に「正しく・楽しく・わかりやすい講義」を展開することを心がけています．

　当然のことながら，講義はその内容が「医学的に正しいこと」が大前提です．そのうえで私は「楽しさ」と「わかりやすさ」も重要な要素だと考えています．極論，解剖学は膨大な暗記を行う学問です．だからこそ講師が淡々と教科書・スライドを読み上げるだけの講義では，「本当に解剖学を学ぶ意義」は学生に伝わりません．また，解剖学の学習を単なる暗記の作業だと捉え，苦手意識を持ってしまう学生も少なくはありません．医学の根幹とも言える解剖学に対して苦手意識を持ってしまうことは，その後の学習に大きく影響を及ぼしてしてしまいます．

　私が考える講義における「楽しさ」とは単に余談を増やし，レクリエーション等を導入するという意味ではありません．骨であれ筋であれ，構造を覚える理由がわからないままの学習は，単なる暗記作業になってしまいます．医療人を目指すうえで学ぶ意義をしっかりと伝えることが，学びの楽しさに繋がるのだと考えています．

また「わかりやすさ」については，何故か議論や見解が分かれる印象があります．現職者に対して「わかりやすい講義を心がけている」という話をすると，「学生の考える力を奪っている」「学生を甘やかしている」という批判の声を受けることがあります．はたして本当に，わかりやすい講義は学生の力を奪っているのでしょうか．書店に立ち寄った際に参考書のコーナーを見ると，高等学校までの教育過程の書籍は各学生の学力水準に応じたものがずらりと並んでいます．それに対して医学書のコーナーに目を向けると高尚な書籍は多い反面，学生の多様性に合わせた書籍はまだまだ少ない印象です．私個人の思いとして，「わかりやすい講義」が悪だとは考えていません．むしろ，あいまいな知識のままで進級し，臨床の場に立つことの方が問題だと思っています．個人的な見解ではありますが，医学の教育にも，より多様性のある学習が導入されるべきだと考えています．

　本書では**呼吸器や循環の基礎**をはじめ，多くの学生が苦手意識をもつ**消化器や内分泌，泌尿器**についての講義を書籍化しました．また解剖学に加え，さらに学びを深めるために**生理学も部分的に講義しています**．いずれも99％に「理解できた」と回答いただいた内容ばかりです．是非，本書を通じて解剖学への理解を深めてください．

2021 年 3 月

町田志樹

編集部注：
・オンライン講座 Stay's Anatomy の内容を下敷きに，書籍化にあたり，大幅な加筆・再構成をしております．実際の講義内容と異なる点がありますこと，予めご了承ください．
・本文中のイラスト左上の頁等は公式テキスト『PT・OT ビジュアルテキスト専門基礎 解剖学』（羊土社，2018）の該当頁，図番号です．フルカラーの公式テキストをお手元に本書を読み進めることで，関連情報やより深い理解へとつながります．

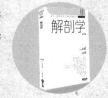

◆ <u>オンライン講座インフォメーション　～Stay's Anatomy の概要～</u>

開催日	テーマ	使用テキスト*	LINE OpenChat 登録者数
2020 年			
4/5（日）	神経編	A	0 名 （zoom にて開催）
4/12（日）	循環器編	A	358 名 （zoom にて開催）
4/19（日）	神経編	A	1,250 名
4/26（日）	上肢の運動器 （骨格筋）	B	2,459 名
4/29（水）	脳画像編	A	3,226 名
5/3（日）	下肢の運動器 （骨格筋）	B	3,788 名
5/10（日）	呼吸器編	A	4,328 名
5/17（日）	脊柱編	A	4,758 名
5/24（日）	消化器編	A	4,820 名
5/31（日）	心電図編	C	4,853 名

· · · · · · · · · · · 5 月 31 日で終了としたが，7 月 5 日より活動再開. · · · · · · · · · · · ·

7/5（日）	内分泌編	A	4,654 名
8/2（日）	泌尿器編	A	4,834 名

現在では毎月第 1 日曜日の 10 時半より開講中．詳細は右 QR コードより.
「Stay's Anatomy ～週末オンライン無料解剖学講義～」

*講義テキストの記号は
　　A=「PT・OT ビジュアルテキスト専門基礎　解剖学」（羊土社, 2018）
　　B=「町田志樹の聴いて覚える起始停止」（三輪書店, 2019）
　　C=「そうだったのか！絶対読める心電図」（池田隆徳 / 著，羊土社, 2011）

Stay's Anatomy 臓器編

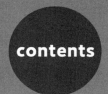

contents

第2講　消化器

第3講 内分泌

第4講 脈管と循環 145

◆ <u>購入特典　〜もっと学びたいアナタに〜</u>

書籍をご購入いただいたみなさま限定で，本書の下敷きとなった
「Stay's Anatomy 〜週末オンライン無料解剖学講義〜」の一部
コンテンツの視聴サービスを提供いたします．

耳や目もフル活用して，あるいは当時の追体験を通して，より深い
学習につなげてください．

動画の閲覧は，お手持ちのパソコンやモバイル端末から，下記の
手順でアクセスください．

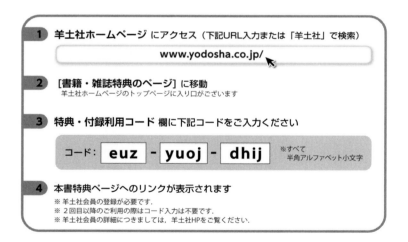

1　**羊土社ホームページ** にアクセス（下記URL入力または「羊土社」で検索）

www.yodosha.co.jp/

2　**[書籍・雑誌特典のページ]** に移動
羊土社ホームページのトップページに入り口がございます

3　**特典・付録利用コード** 欄に下記コードをご入力ください

コード：**euz** - **yuoj** - **dhij**　※すべて半角アルファベット小文字

4　**本書特典ページへのリンクが表示されます**
※ 羊土社会員の登録が必要です．
※ 2回目以降のご利用の際はコード入力は不要です．
※ 羊土社会員の詳細につきましては，羊土社HPをご覧ください．

※特典は予告なく，変更，休止または中止することがございます．本サービスの提供情報は羊土社HPをご参照ください．

呼吸器

"臓器編の第1講は，呼吸器です．呼吸器にかかわる解剖学に加え，生理学や疾患の知識も実演交えて講義します."

そもそも，生理学とは何なのか

今日は呼吸器の解剖学に加え，生理学の話もしたいと思います．そもそも，生理学とは何なのでしょう．生理学はみなさん好きですか．だいたい苦手ですよね．現職者からも，苦手意識が強いという声を，本当によく聞きます．学生さんもそうですよね．学生さんに「生理学は好き？」と聞くと約80％は「キライです」「好きじゃありません」って答えます．素直で素晴らしいと思いますが，少し教育者として寂しいですよね．その理由を聞くとやはり，理解しにくい・臨床とのつながりが見えないという声がとにかく多いです．

なぜ生理学が苦手な人が多いのでしょうか．わたしはそもそも，生理学はコストパフォーマンスが悪い学問だと思っています．生理学の専門の方には申し訳ないのですが，どうしても1つの事柄を覚えるのに，他の科目よりも多くの時間を要してしまう．

医療職の学問としてコスパがいいのは，運動学かなと個人的には思います．例えば，肩関節が外転したときに鎖骨と肩甲骨が一定の割合で動きますよ，これを肩甲上腕リズムと言うんですよ，といったように，臨床で起こる現象と直結する話が多いですよね．

その次くらいにコスパがいいのは解剖学かな．肩関節が外転する際には棘上窩に起始し，大結節に停止する棘上筋が求心性収縮して……みたいな．運動学よりはちょっとだけ遠回しに聞こえるかもしれませんね．

運動学や解剖学と比べて臨床につなげるまでに膨大な知識量を求められるのが生理学です．例えば，伸張反射のしくみを理解するためだけで，テキストを20ページくらい理解しないといけないですよね．

わたしは生理学は楽しい学問だと思うのですが，やはり，大多数の人は楽しくなる前に心折れてしまう．途中で「もうイヤ！」と思ってしまう人が多い

みたいですね．生理学は一見，科学の実験のような内容が多く感じるかもしれませんが，当然ながらそれらは臨床につながっているんです．でも，なかなかつながっているように見えない点が，初学者の悩みじゃないのかなとわたしは思います．

臨床に出て，目の前に患者さんがいらっしゃると，ああこの方のために必要なんだとわかってくる．そうなると，生理学は非常に面白くなってきます．でも学生さんは，なかなかその経験はできませんよね．だから苦手な人が多いと思うのです．

生理学を理解するためのポイント

生理学を覚えるうえでの最大のポイントは，**ホメオスタシス**をちゃんと理解すること．ホメオスタシスは**生体恒常性**や至適恒常性とも呼ばれます．だいたい授業の一番最初に習うので，聞いたことはありますよね．教科書にはホメオスタシスは生命の恒常性を維持する云々……と長い定義が書いてありますが，これをごく簡単に，ものすごく簡単に要約すると，

生理学は真ん中に戻すのが好きな学問

ということができます．生理学のテキストを改めて読み直してみると，上がったら下げる，下がったら上げる，真ん中を保つ，みたいな話ばかりが書かれています．つまり，生理学は真ん中に戻すのが好きな学問といえるわけです．では，動脈血酸素飽和度や呼吸数など上がりきってしまったり，下がりきってしまった状態は何なのか．それが**内科学**や**病理学**というわけです．

わたしたちの身体には，上がったら下げる，下がったら上げる，もしくは真ん中に保つような機能が働いています．それが生理学だということを踏まえれば，下がったときには上げるために何が働いてるのかな，上がったときには下げるために何が働いているのかなと考えることが，生理学を理解するた

めのポイントだということができます.

今後1人で勉強するときも，そういう見方をすれば，絶対に理解は深まります.はい.というところで，まず呼吸器の概観.ここから話をしていきます.

吸気と呼気

それでは，テキスト*の246ページをみてみましょう.

> "呼吸器系は空気と血液の間でガス交換を行う器官系で，吸気(きゅうき)でO_2(酸素)を血液中に取り込み，呼気(こき)でCO_2(二酸化炭素)を大気中に放出する役割をもつ.呼吸器は気道(空気を取り入れて運ぶ通路)と肺から構成されている.また，気道は鼻腔から喉頭までの上気道と，気管から下の下気道に分かれる."
>
> (PT・OTビジュアルテキスト 専門基礎 解剖学, p246, 羊土社, 2018より引用)

p246, 6章-図1を見よ

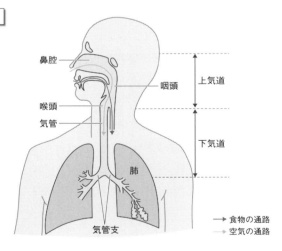

鼻腔
咽頭
上気道
喉頭
気管
下気道
肺
気管支
→ 食物の通路
⇢ 空気の通路

＊ 『PT・OTビジュアルテキスト 専門基礎 解剖学』(羊土社, 2018) のこと.

まず，意外と間違えて覚える学生さんが多いのが，**吸気と呼気**という用語．「吸う空気の気」と書いて吸気，「呼ぶ空気の気」と書いて呼気ですね．

では，息を吸うのはどっちでしょう．すうー．

息を吸うんですから吸気が正解．吸気は息を吸うことですね．じゃあ呼気は？空気を呼ぶから息を吸うのかな？と思ってる人がけっこういますが，呼気は息を吐くこと．だって人を呼ぶときって，息は吐いていますよね．これ意外に間違えている人がいるので，気をつけてください．

吸気は息を吸うこと．呼気は，わたしだったら吐く息で「吐気」とかつけたかもしれませんけど，呼気は息を吐くこと．それを踏まえて，次を説明しますね．

安静吸気・呼気，強制吸気・呼気

いまみなさん，息を吸おうとも吐こうとも思ってませんよね．でも当然，呼吸はしているわけです．一方で，すうーっと息を思いっきり吸う，はあーっと息を思いっきり吐く．つまり，息を吸おうと思って吸う，吐こうと思って吐く，こういうこともできますよね．

息を吸おうとも吐こうとも思っていない状態であっても，当然ながら常に呼吸は行われる．それが**安静吸気・呼気**です．かつ，息をすうーっと吸う，はあーっと吐く．これを**強制吸気・呼気**，あるいは**努力吸気・呼気**といいます．吸気と呼気については，また後で詳しく説明しますね．

ということで呼吸にかかわる基本用語を整理しました．続いて構造に目を向けましょう．呼吸器系は，鼻腔からはじまって喉頭，気管へとつながっていきます．

咽頭と喉頭

まずは**咽頭と喉頭**ですね．咽頭，喉頭って何なんでしょうか？ この違いがわからない人，本当に多いです．

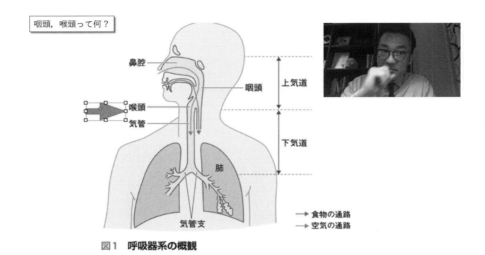

図1　呼吸器系の概観

咽頭，喉頭．この違いは何でしょうか．いま，パソコンで視聴していてスマホがいじれるという人は，スマホに「のど」と入力して変換してみてください．やってみてください．出ますか？

「のど」と入れて変換すると，咽頭の「咽」の字も出ますし，喉頭の「喉」の字も出ます．どちらも「のど」という意味なんです．困りましたね．では真の「のど」って，どちらなんですかね．判断は難しいですけど，喉頭かな．気管に直接つながる部分，気管の入口になっている部分が喉頭です．

まず咽頭って何なの？というところです．**咽頭**は3部に分かれています．

p.269 7章-図10 を見よ

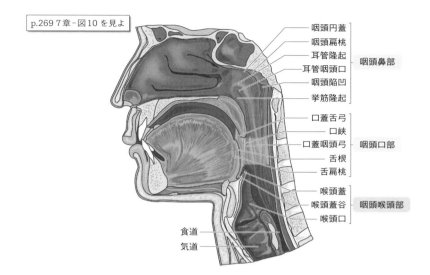

咽頭円蓋
咽頭扁桃
耳管隆起
耳管咽頭口 ⎫ 咽頭鼻部
咽頭陥凹
挙筋隆起 ⎭

口蓋舌弓
口峡
口蓋咽頭弓 ⎫ 咽頭口部
舌根
舌扁桃

喉頭蓋
喉頭蓋谷 ⎫ 咽頭喉頭部
喉頭口

食道
気道

咽頭は，上から順に**咽頭鼻部**，**咽頭口部**，**咽頭喉頭部**と区分されてます．

そして，**喉頭**は

"軟骨によって囲まれた管状の器官で，咽頭の前方に位置している．上方では咽頭，下方では気管とつながっている．"

(前掲書，p248より)

という部位です．つまり喉頭は，咽頭から気管の間の領域というわけです．

咽頭は交差点

実はテキストの消化器系の項目に書いたのですが，咽頭は

> "鼻腔・口腔・喉頭の後方の部位で，"食物の通路と空気の通路の交差点"
> としての役割をもつ．上方から順に，以下の3部に分けられる．"
>
> （前掲書，p268より）

という部位です．3部とは，先ほど説明した咽頭鼻部，咽頭口部，咽頭喉頭
部のことですね．喉頭は，気管のちょうど入口になっている領域です．それ
に対して咽頭には"交差点"という表現を使いました．何をもって交差点か
というと，位置関係を見てもらうとわかります．

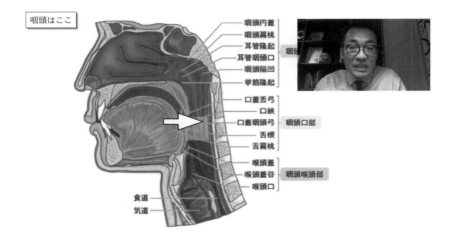

咽頭はここ

咽頭鼻部
咽頭円蓋
咽頭扁桃
耳管隆起
耳管咽頭口
咽頭陥凹
挙筋隆起

口蓋舌弓
口峡
口蓋咽頭弓　咽頭口部
舌根
舌扁桃

喉頭蓋
喉頭蓋谷　咽頭喉頭部
喉頭口

食道
気道

咽頭は鼻腔，つまり鼻の領域からもつながっていますね．口腔，つまり口か
らもつながっています．あと気管ともつながっている．気管の後方に食道が
ありますが，食道ともつながっている．つまり咽頭は，鼻・口・気管・食道
の各通路の交差点になっているわけです．

ヒト以外の哺乳類では鼻腔から喉頭，口腔から食道の経路が分かれているの

ですが，わたしたちヒトは，交差点で一緒になっています．一緒になっているからこそ，口での呼吸や音声でのコミュニケーション，会話しながらの食事などができるのです．最近はちょっと行けませんけど，友達とかと喋りながら楽しく食事ができるのも，咽頭のおかげなのです．

小学校か中学校のときに，クラスに1人くらいお調子者がいたりしませんでしたか？ ソフト麺，ソフト麺ってわかりませんか？ 昭和の時代に給食に出ていた，うどんみたいな麺です．給食でうどんを口から入れて，鼻から出すお調子者なんていたりしませんでした？ あるいは牛乳飲んだときにワーって笑わせると，ブフーって鼻から出たりするじゃないですか．あれはなぜできるかというと，口腔と鼻腔が咽頭でつながっているからなのですね．

この構造は，ヒトならでは．咽頭が交差点になっていることで，わたしたちには多くの利益もあるのですが，機能が低下してくると，いわゆる**誤嚥性肺炎**のリスクになってしまうわけなのです．今日はSTさんも，いっぱいいらっしゃるようです．大切なポイントなので，覚えてくださいね．

咽頭と喉頭の位置関係，しっかりとわかっていただけましたでしょうか．交差点になっているところが咽頭で，気管につながる入口は喉頭であるということです．

喉頭蓋

食事の際に発話・発音と食物を食道に送り込むのを，どういうふうに切り替えているかというと，ここ．

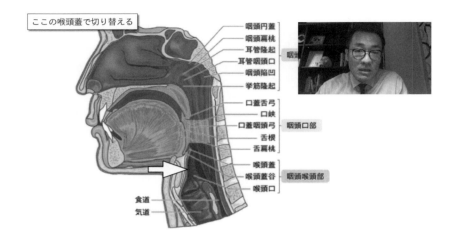

ここの喉頭蓋で切り替える

咽頭円蓋
咽頭扁桃
耳管隆起
耳管咽頭口
咽頭陥凹
挙筋隆起

口蓋舌弓
口峡
口蓋咽頭弓
舌根
舌扁桃

喉頭蓋
喉頭蓋谷
喉頭口

食道
気道

咽頭口部
咽頭喉頭部

喉頭蓋（こうとうがい）という構造物があって，これがパッターンって倒れ込むことによって，食物は食道に入り，気管には入らないようにしている．

気管につながる入口に喉頭蓋があるんですが，喉頭蓋の蓋は訓読みでなんと読みますか？ これは，「フタ」と読みますよね．蓋なのだから，パッターンと後方へ倒れ込んで，嚥下（えんげ）の際に気管のフタになっているということなのです．ちなみに国家試験では

「食道と気管．前方にあるのは食道である．○か×か」

という問題がよく出ますけど，○のわけないです．毎年と言ってはいけないかもしれませんが，本当によく出題されます．けれども覚え方は簡単．絶対に間違えちゃいけない．では，どう覚えるか．

みなさん，手をのどに当てて，んんっ，んんっと咳払いをしてください．

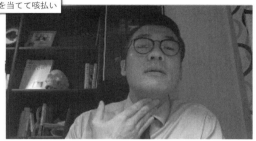

のどに手を当てて咳払い

咳払いをすると，気管の振動が伝わって，手が震えますよね．だから，気管が前方に決まっています．絶対これ間違えないようにしてくださいね．もし万が一，国家試験やテストの日に忘れてしまったとしても，んんっ，んんって咳払いをしたら震えるでしょ．自分の体にしっかりと，答えがあるわけです．

嚥下

気管から先を話す前に，嚥下（えんげ）の説明したいと思います．国家試験では嚥下について，こんな問題がよく出ます．

「嚥下の際に喉頭蓋が挙上する．○か×か」
「嚥下の際に軟口蓋が下制する．○か×か」

答えは両方とも×．逆なんです．嚥下の際には軟口蓋は挙上，喉頭蓋は下方に倒れるように気管を閉鎖します．軟口蓋と喉頭蓋の動きは入れ替えでよく出題されます．

p288, 7章-図35を見よ

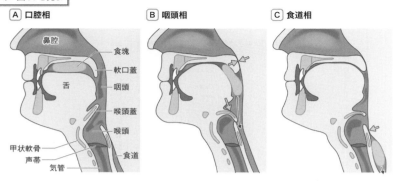

A 口腔相　　　B 咽頭相　　　C 食道相

鼻腔　食塊　軟口蓋　舌　咽頭　喉頭蓋　喉頭　甲状軟骨　声帯　気管　食道

食物が口腔から入っていくと軟口蓋は挙上し，鼻との間のフタになります．喉頭蓋は喉頭のフタなんだから，下方に倒れ込む．軟口蓋と喉頭蓋，現時点でわかっている人は素晴らしい．ここ，わかんないという人も多いはずです．消化器の話はまた次回以降にと思っていましたが，せっかくなのでまとめて覚えちゃいましょうね．覚えちゃったほうが後が楽です．

口腔には**軟口蓋**と**硬口蓋**があります．「軟らかい口蓋」と書いて軟口蓋，「硬い口蓋」と書いて硬口蓋です．

これもですね，30秒くらいかけて手をきれいに洗ったうえで，口腔の上方を触ってもらうとわかります．

触ればわかる軟口蓋

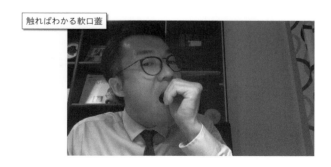

上方の手前を触ったら，硬いじゃないですか．そして奥を触ると，軟らかいじゃないですか．だから手前が硬口蓋，後方が軟口蓋．反対なわけないですね．もしだったらいま，手を洗って触ってみてください．

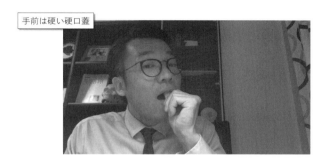

手前は硬い硬口蓋

もし手前が軟らかかったら，そりゃあもう大変です．とんでもない疾患かもしれません．あ，冗談ですよ．そんなわけはない．手で触った感触の通り，手前が硬口蓋で，後方が軟口蓋．これは触ってみれば，当たり前なんですよね．でも触らない人が本当に多いから，間違えてしまうのです．

鼻腔，その役割

呼吸器系の入口として働くのが，**鼻腔**です．

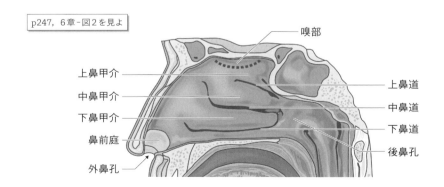

p247，6章-図2を見よ

嗅部

上鼻甲介

中鼻甲介

下鼻甲介

鼻前庭

外鼻孔

上鼻道

中鼻道

下鼻道

後鼻孔

鼻腔の役割は何でしょう．教科書によって記載は少し違うとは思いますが，「鼻腔にはラジエーターの役割がある」と書かれることが多いです．そんな文章，読んだことないですか？

みなさん，ラジエーターがどんな機械か知っていますか．機械に詳しくない人には，あまり聴き慣れない単語ですよね．ラジエーターというのは液体や気体の熱を放熱して，空気を温めたり冷やしたりする機械です．わたしたちはススっと息を吸うと，咽頭や喉頭に入る前に鼻腔に外気が入ります．冷たい外気を，いきなり気管や咽頭に通すわけにはいかない．だから鼻腔では外気を体温近くまで加温，さらに加湿までしているのです．意味がわかりましたか？ 鼻腔はラジエーター．つまり外気を加温・加湿をする役割をもっているということです．

ちょっと汚い話……でもないのですけど，みなさんラーメン好きですか？ 最近はなかなか食べに行けないかもしれませんが，ラーメン屋さんに行ったときのことを思い出してください．つけ麺屋とか冷やし中華専門店除いて，カウンターにはだいたいティッシュ箱が置いてあります．温かいラーメンを食べるときに，鼻水が出る人いますよね．あのときの鼻水って，どんな鼻水だったでしょうか．粘稠度が高い，ドロッとした鼻水ではなく，サラサラとした鼻水が出ていたはずです．温かいラーメン食べるとき，どうやって食べますか？ 丼に顔を近づけて食べますよね．鼻腔は加温・加湿する役割をもっているため，湿度が高い状態です．そこにラーメンの湯気，つまり水蒸気がいっぱい入ると，鼻腔の中が結露を起こしたような状態になります．その結果，サラサラとした鼻水が出てくるというわけです．だからラーメンを食べたときの鼻水と，風邪を引いたときの鼻水は別物なんです．鼻腔の機能のエピソードとして覚えてもらえると良いかな．だからラーメンを食べたときの鼻水は汚くない！……たぶん．でも清潔ではありませんから，むやみに触ったらダメですよ．

気管，その構造

次は気管の話をしていきます．気管には**気管軟骨**があります．

p.252，6章-図8左を見よ

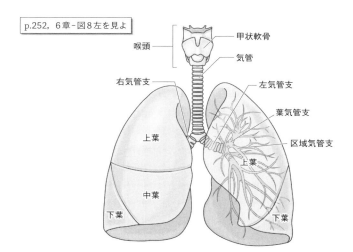

喉頭 — 甲状軟骨

気管

右気管支 — 左気管支

葉気管支

区域気管支

上葉

上葉

中葉

下葉

下葉

気管軟骨があることによって，息を吸ったときに気管自体が虚脱することはない．虚脱というのは，吸気の際に気管がグチャッと潰れることです．さあ問題です．みなさんの家の中に，気管によく似た電化製品があります．なんでしょう？ 答えは掃除機のホース．掃除機のホースの中には，鉄のワイヤーがグルグルと入っています．もしワイヤーが入ってなければ，ホースは吸い上げるときの陰圧によって，グチャッと潰れてしまうはず．ですが，ワイヤーが入っていることによって，強く吸い上げてもホースが潰れることはない．気管は，掃除機のホースとよく似た形状になっているということです．

では次に，気管の断面図を見てみましょう．

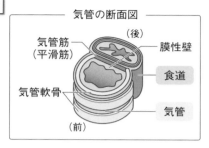

気管のすぐ後方に**食道**があります．気管と食道の間，この部位を**膜性壁**というのですが，ここが国家試験にたまに出ます．この膜性壁，正答率の低いワードのひとつなのでしっかりと覚えてください．気管軟骨，先ほどは掃除機のホースのワイヤーに例えましたが正確には**馬蹄形**，つまりＵの字型なんです．解剖学ではＵの字ないし逆Ｕの字型の構造には，馬の蹄と書いて馬蹄という名称を付けることが多いので覚えておきましょう．

肺

ではいよいよ，肺です．これももう，絶対に間違えて欲しくないんですが，肺は右は三葉，左は二葉です．右肺に関しては上葉・中葉・下葉，左肺に関しては中葉がなく，上葉・下葉というカタチになってます．

当たり前も当たり前な話ではあるのですが，国家試験では出題率が高いんです．ですので，必ず間違えないようにしてください．覚え方はシンプルで，心臓の位置を理解するのがポイントです．心臓は胸部のほぼ中央に，心軸が左前下方に傾く角度で位置しています．ですので心臓が左前下方に傾いている分だけ，左肺は二葉になるよと覚えてもらったらけっこうです．

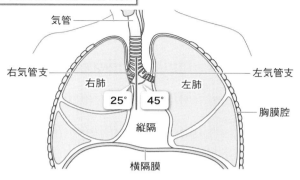

p254，6章−図 気管支の分岐部の角度 を見よ

気管
右気管支 — 左気管支
右肺　左肺
25°　45°　胸膜腔
縦隔
横隔膜

気管は**第4・5胸椎の高さ**で．左右の主気管支に分かれます．この主気管支の左右に分かれる角度というのが国家試験にすごく出ます．結論から言いますと，心臓が左前下方に傾いているものだから，右主気管支に関しては心臓にぶつかることはなくシュッと鋭角に入ります．ですが左主気管支は，よいしょっと心臓を避けて肺に入ってくるので，角度が鈍角になります．

そして横隔膜の高さ．これは主気管支の分岐の角度とセットで覚えましょう．横隔膜は右と左のどちらが高いですか？ 右の方が高いですね．なぜ？ その理由は肝臓の形状．肝臓は左葉と右葉を比べると，右葉の方が大きい．だからその分，肝臓の上方にある横隔膜は，右が高くなるわけです．ちなみに腎臓は左と右のどちらが低い位置にありますか？ 腎臓は右のほうが低いですよね．これももちろん，肝臓の右葉が左葉よりも大きいからです．

こういうふうに臓器の高さの左右差については，臓器の大きさや形状とセットで覚えてもらうと良いかなと思います．

主気管支の左右差を掘り下げて理解する

主気管支の左右差はとても重要なので，こんなふうな表にまとめてみました．

p.254，6章−図 気管支の分岐部の角度 の表を見よ

気管支の高さ	第6頸椎から始まり，第4・5胸椎の高さで分岐する
分岐の角度	右側が25°，左側が45°（合計70°）
気管支の太さ	右側が左側よりも太い
誤嚥性肺炎	右側の気管支が太くて角度が急なため，右肺で起こりやすい
葉気管支の数	右が3本，左が2本（右が3葉，左が2葉のため）

気管支は第6頸椎からはじまり，先ほども少し言いましたが，第4・5胸椎の高さで分岐する．まあここまではいいのです．問題なのは，分岐をする角度．右が25°，左が45°，合計すると70°です．文献によって2〜3°違うかもしれませんが，国家試験ではだいたいこのくらいの数字が出てくる．「右が35°」なんて出題されることは，まずありません．太さの左右差も重要です．左右で比べると，右が左よりも太い．

図で確認してみましょう．

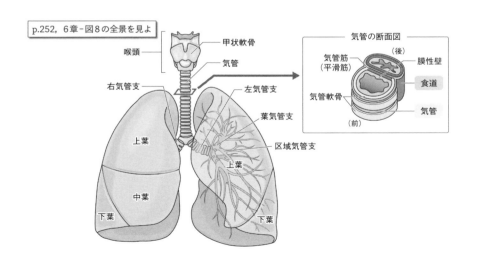

p.252，6章−図8の全景を見よ

ということで角度．右が25°，左が45°ですよね．これは先ほども言ったように，心臓が左前下方傾いているから左右差が生じるわけです．

では次に，この左右差を言い換えてみましょう．

右が25°，左が45°である．
右の角度が急，左が緩やかである．
右の角度が鋭角，左が鈍角である．

これ全部，言っていること同じです．わかりますか？でも国家試験は，年度によって言い方が変わります．ちゃんと構造をわかっていれば，同じものの表現が変わっているだけだと気づけますが，鈍角？鋭角？25°？45°？あれ，何が違うのかな？と思っていると間違えてしまいます．言っていることは同じですよ．

この角度の左右差の言い回し，かなり出題されるので気をつけてください．右主気管支が太くて角度は急で，左主気管支が細長くて角度は鈍角．だからこそ，誤嚥した異物は右肺に入ることが多いのです．右側のほうが太いうえに角度が垂直に近いので，誤嚥しやすいということですね．覚えておいてください．

気管と終末細気管支

次は**副鼻腔**．15種23個の頭蓋骨のうち，**上顎骨・篩骨・蝶形骨・前頭骨**には副鼻腔という空洞があいています．頭蓋骨の軽量化や発声の際の音の共鳴にかかわると考えられています．

そして**気管**．こちらが模式図です．

p.253，6章−図9を見よ

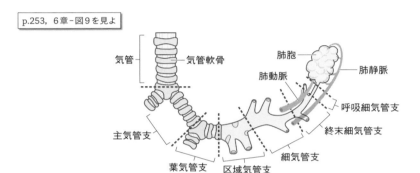

気管に関して気をつけていただきたいのが，各部の名称なんですよね．一番最後は**肺胞**につながっていくのですが，左右の主気管支に分かれた後は上葉・中葉・下葉などに入る**葉気管支**．そして各肺区域に対応する**区域気管支**，次いで**細気管支**，**終末細気管支**，**呼吸細気管支**を経て**肺胞**に達します．

要注意なのは**終末細気管支**．これが「終末」であると思われがちですが，この先には呼吸細気管支がある．これも地味に出題されます．

わかりにくい，肺と膜の関係

休憩に入る前にちょっと話しておきたいのが，この**壁側胸膜**と**臓側胸膜**ですね.「壁側胸膜と臓側胸膜は裏打ちしてつながっている」と記載する書籍は多いのですが，ちょっと意味がわかりにくいと思います.

まずは肺の表面をぴたーっと覆っている薄い膜.この臓器側を覆っている膜を**臓側胸膜**といいます.

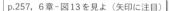

p.257，6章-図13を見よ（矢印に注目）

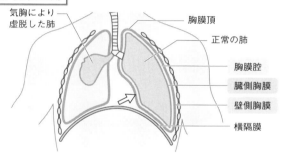

気胸により
虚脱した肺

胸膜頂

正常の肺

胸膜腔

臓側胸膜

壁側胸膜

横隔膜

肺の内側中央に肺門という部位がありますが，臓側胸膜はここから折れ曲がって，この青い線［編集注⇨］に連続している.この青い線の領域が肺の外側，つまり壁側を包んでいるということで**壁側胸膜**と呼ばれるわけです.ということで臓側胸膜と壁側胸膜は，肺門の領域で連続する構造になっている.理解できましたでしょうか.ちなみに「裏打ちされている」という表現もわかりにくいですよね.裏打ちとは，内側から張り付いているという意味なのです.

壁側胸膜と臓側胸膜の間に**胸膜腔**という隙間がありますが，ここは中が陰圧になっています.陰圧とは，中の圧力が大気圧よりも低い状態のことです.胸膜腔が陰圧になっているので，吸気時の胸郭や横隔膜の拡大に伴って，肺はグウゥと引っ張られる.胸膜腔が陰圧だからこそ，通常の呼吸ができてい

るのです．肺は吸気のときに，自分自身で膨らんでいるわけではない．では，この陰圧が保たれなくなるとどうなるのか．前ページの図の左側のように，プシューって潰れてしまいます．この状態を**気胸**といいます．

胸膜腔の陰圧に加え，肺胞自体も弾性組織の働きによって常に縮もうとしています．この両者の働きによって，わたしたちは呼吸ができていると覚えてください．では休憩しましょう．お茶でも飲んでください．

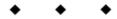

いま LINE のオープンチャットをみてますけど，咽とか喉とか打ってる人がいますね．オープンチャットに打つのは構わないですけど，友達に向かって送信したらびっくりしますから気をつけてください．でもいいんです．こうやって，スマホで漢字を見ながら学ぶことは大事です．いいことだと思います．みなさんの頭の中にちゃんと知識が入ればいいんです．はい．

肺の模式図と実際

肺に関して，右葉と左葉の違いに着目して観察しましょう．

p.252，6章–図8左を再び見よ

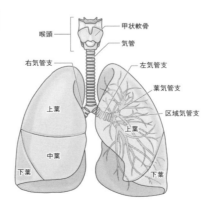

左葉と右葉，両方とも斜めに裂が入っています．これを**斜裂**といます．また，右葉だけには水平方向にも1本，裂が入っています．こちらは**水平裂**といいます．当然ながら，水平裂は右葉にしかありません．この斜裂と水平裂によって，肺は右が3葉・左が2葉に区分されています．

では次に，下葉の位置に着目して，肺の図を見てみましょう．下葉は肺の前方からどの程度，見えるのでしょうか．

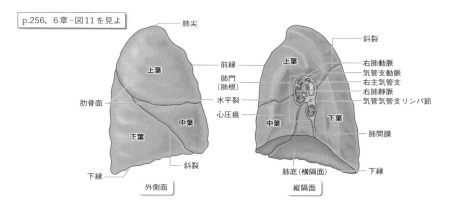

p.256，6章−図11を見よ

肺尖
上葉
肋骨面
中葉
下葉
下縁
斜裂
外側面

前縁
肺門
（肺根）
水平裂
心圧痕

斜裂
上葉
右肺動脈
気管支動脈
右主気管支
右肺静脈
気管気管支リンパ節
下葉
肺間膜
中葉
肺底（横隔面）
下縁
縦隔面

臨床的な話になってきますけど，いいですか．肺を前方から見たときに，下葉の見える領域は非常に小さいです．ほとんど一部しか見えません．では，後面から見るとどうでしょう．実は下葉は，肺の後面の2/3近い領域を占めています．後面では，かなり大きいんです．肺の各葉は前方から見たとき，キレイに2ないし3等分になっているわけではありません．下葉を前方から見ると，ホントわずかにしか見えない．図も下葉がわずかしか見えないように描いてもらいましたが，実物ではもっと見えないくらいです．なので臨床現場で下葉の聴診をするときは，後面から聞かなくてはいけない．形態の違いと臨床的な意義も，しっかりと覚えてください．

肺尖はどこに位置するか

肺のいちばん上端，先端の部位を**肺尖**といています．ちなみに一番下は**肺底**．

形状と部位名がそのまんまですよね．多くのコメディカルの国家試験で肺尖は，以下のような問題で出題されます．

「肺尖の高さは鎖骨の下方である．○か×か」

答えは×です．肺尖の高さは鎖骨の上方です．間違える人はなんとなく，「鎖骨の上までは高すぎじゃない？」と思ってしまうのでしょうね．ではみなさん，鎖骨を一緒につまんでカタチを確認しましょう．

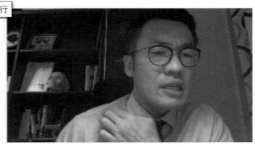

鎖骨の走行

鎖骨の内側端（胸骨端）と外側端（肩峰端），確認できましたか．外側でカーブして，ゆるやかなＳ字状になっていることがわかったでしょうか．肺尖は鎖骨の内側 1/3 の上方に位置しています．

ちなみにこれ，鍼灸師の方から聞いたのですが，基本的に鎖骨上方の領域には鍼を打ってはいけないらしいです．この領域には肺尖が位置しているので，壁側胸膜を損傷させる可能性がある．その結果，気胸を起こしてしまう事例もあるそうです．

ちなみに鎖骨を叩いたことはありますか．鎖骨の全体を叩いてみると，内側 1/3 の領域だけが音が高いんです．この部位の後面には，肺が位置しているから高く聞こえるわけです．鎖骨の打診は力が強いと痛みを感じてしまうので優しく行ってください．是非，肺尖の位置の確認の参考にしてくださいね．

呼吸筋

今日は話したいことがいっぱいあるのですが，次はやはり呼吸筋の話かな．

呼吸筋には**吸気筋，呼気筋，呼吸補助筋**の3種類があります．そして呼吸の種類．今日の前半にも話をしましたが**安静吸気**に**安静呼気，努力吸気**と**努力呼気**がありましたよね．呼吸の種類により，働く筋が異なっています．

まず1種類ずつやっていきましょう．各呼吸でどういった呼吸筋が働いているのでしょうか．

安静吸気と外肋間筋・横隔膜

安静吸気の呼吸といえば，まず**外肋間筋**．みなさん，ポケットに手を入れてみてください．ポケットあります？実はわたし，画面上はスーツなのですが下はジャージなので立ってお見せできませんが，ポケットに手を入れるとこういった向きですね．

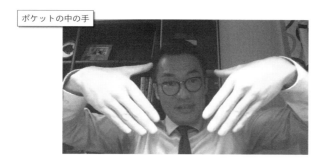

ポケットの中の手

外肋間筋の走行は，この向きです．ポケットの手前が起始，奥が停止ですね．ちなみに，外腹斜筋も同じ向きなんですよ．

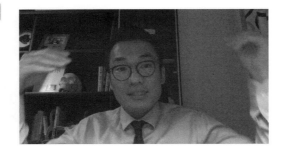

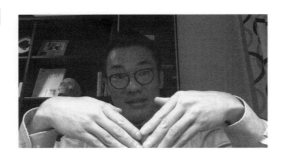

筋の作用の原則は，筋が収縮すると停止部が起始部に近づきますよね．だから，外肋間筋は胸郭をすぅーっと引き上げる役割をもっています．いいですか，安静吸気の吸気筋が外肋間筋です．あともう1つ，安静吸気にかかわる呼吸筋が**横隔膜**．横隔膜については，以下のような問題がよく出題されます．

「横隔筋は平滑筋である．○か×か」

そんなわけないですね．骨格筋です．

ちなみにみなさん，牛の横隔膜を食べたことありますか？ きっとあるはずですよ？ いわゆる「ハラミ」とか「サガリ」という部位が横隔膜に該当します．メニューでハラミステーキとか見たことありませんか．「ステーキ」というくらいですから，けっこう肉厚ですね．だから横隔膜は骨格筋なのです．横隔膜は収縮すると，下方へ下がります．そうなると胸膜腔は陰圧ですから，肺

も一緒に下方に広がるわけです．ということで安静吸気の際には外肋間筋が胸郭を引き上げ，横隔膜が下がる．こうして肺に空気が入ってくるわけです．

安静呼気と筋？

では，安静呼気に働く筋は何でしょう？普通に考えれば，外肋間筋と反対向きの内肋間筋ですよね．

「安静呼気で働くのは内肋間筋である．○か×か」

実はこれ，×なんです．安静吸気，今のみなさんの呼吸ですよ．吐こうと思っていないときの呼気．これは収縮した外肋間筋と横隔膜が戻る力を利用し，行われています．

外肋間筋と横隔膜が，戻る

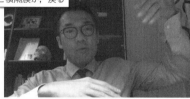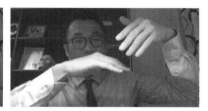

外肋間筋で引き上げられていた胸郭が戻る，下方に下がっていた横隔膜が戻る．この戻る力によって，安静呼気が行われています．つまり，安静呼気で働く呼吸筋はありません．たまに国試に出るかな．普通はあると思うから，これちょっと罠ですよね．

努力吸気と斜角筋，胸鎖乳突筋

呼吸補助筋には胸鎖乳突筋，前・中・後斜角筋，あとは大胸筋，腹筋群，僧帽筋などがあります．もっと他にも呼吸補助筋があるという意見もあるかもしれません．どこまで含めるかについては文献によって差異があります．ま

ず代表的なものですね．**前・中・後斜角筋，胸鎖乳突筋，大胸筋**．これらの呼吸補助筋は努力吸気にかかわります．ではなぜこれらが，努力吸気にかかわるのか．実際にやってみましょう．

今日はみなさんのお誕生日だとしましょう．ちなみにわたしの誕生は6月15日．ドラえもんのジャイアンと同じ日なんですよね．ま，いいですか．ではここからが本題．みなさんの目の前にケーキが来ました．ろうそくが歳の数だけ並んでいます．じゃあ，息を吹きかけて消しましょう．いいですかみなさん，真似してくださいね．思いっきり，スウーって息を吸うとどうなりますか？ 努力吸気をすると，

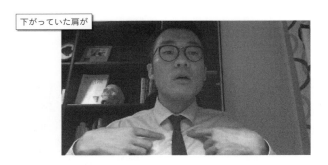

下がっていた肩が，上がりますね．

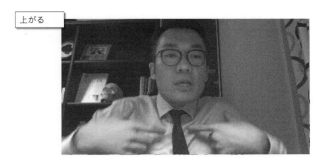

肩が上がるということは，鎖骨が挙上するということですよね．先ほども言っ

たように，原則として，筋は収縮すると，停止部が起始部に近づきます．ということは，主に頭頸部から起始して鎖骨に停止する筋が収縮するからこそ，鎖骨の挙上が起こるというわけです．つまり，鎖骨に付着する筋が努力吸気にかかわっている．だから<u>努力吸気の呼吸補助筋は前・中・後斜角筋や胸鎖乳突筋，大胸筋</u>なのです．ちなみに安静吸気で働いていた**外肋間筋**や**横隔膜**も，努力吸気に関与するので忘れないでくださいね．

努力呼気と腹筋群

今度は息を吐いて，努力呼気をしましょう．努力吸気では主に安静吸気の筋に加えて，鎖骨に付着する筋が働いていました．次は努力呼気．先ほどの続きで，目の前のろうそくを消しましょう．その前にみなさん，お腹に両手を当ててください．

こういうときね，恥ずかしがっては絶対だめ．恥ずかしがってどうしてもやらない人もいますが，絶対やってください．ちゃんとやるのが大事．特にいま，おそらく1人すよね．やったほうが確実な知識が身に付きます．だからみなさん，やってくださいね．

では，両手をお腹に当てます．

お腹に手

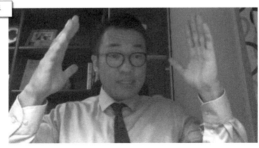

ろうそくの火に，おもいっきり息を吹きかけて消しますよ．せーのー，フー！！

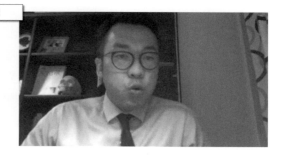

消す！

おもいっきり息を吹くと，腹筋群が収縮しますよね．だから，努力呼気では**腹筋群**が働きます．あとは外肋間筋の反対，**内肋間筋**がやっとここで働くわけです．

では呼吸筋について，ここで総括しましょうか．

安静吸気で働く筋は**外肋間筋**と**横隔膜**でした．
安静呼気に関しては内肋間筋と言いたくなりますが，**ない**．ないんですよ．
努力吸気は**鎖骨に付着する筋**と**安静吸気の筋**でした．
努力呼気に関しては**腹筋群**と**内肋間筋**でした．努力吸気と努力呼気に関しては，誕生日でロウソクの火を消すときのことを思い出してね．

肺活量

次は，これ．肺活量分画の表です．

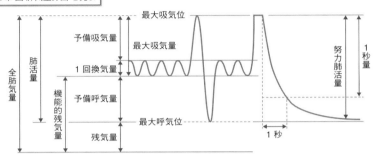

p.261，6章 図 肺気量分画 を見よ

肺活量分画の表は何を意味しているかわからない，という人も多いと思います．国家試験の出題率も高い表なので，しっかり理解しましょう．実はさっき，この表と同じ呼吸をみなさんにしてもらったのですよ．

何かというと，誕生日のケーキのろうそくを消すときの呼吸．思いっきり吸って，思いっきり吐いて，としましたよね．普通の呼吸，つまり**安静吸気・呼気**を繰り返している状態から，**努力吸気**を経て**努力呼気**．そしてまた，**安静吸気・呼気**に戻る．そのときの呼吸を示したものが肺活量分画の表です．

みなさん，健康診断で肺活量の検査をやったことはないですか？ わたしはこの前，人間ドックに行って受けました．目一杯吸って，おもいっきり吐くという検査ですよね．それを踏まえ，この表の各用語の説明をしましょう．

まずは最初の普通の呼吸をしている状態．つまり，安静吸気と安静呼気を繰り返しているときの空気の量が**1回換気量**です．次に目一杯，息を吸いました．マックスでここまで吸えますよという空気の量が**予備吸気量**，そしてそこからマックスでここまで吐けますよという量が**予備呼気量**です．そして最

大呼気の後は，通常の呼吸に戻ります．

さぁここで問題ですけど，いまこれ，何の検査の話していましたか？

肺活量の検査の話でしたよね？

ということは，1回換気量と予備吸気量と予備呼気量．これを全部足せば，肺活量になるわけです．肺活量検査の真似，もう1回やってみましょう．いいですか？ はい，では目一杯吸って！

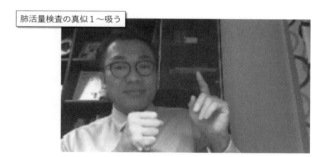

肺活量検査の真似 1 〜吸う

はい！目一杯吐いて！

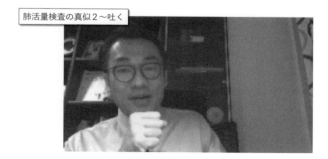

肺活量検査の真似 2 〜吐く

はい，じゃあ元の呼吸に戻って．

ね，これ，グラフのまんまなんです．1回換気量＋予備吸気量＋予備呼気量＝肺活量．この意味，理解できましたか？

みなさん，目一杯吐いたと思いますが，肺は潰れませんよね．肺の中の空気を本当に全部出せれば，肺は潰れちゃうはずです．でも潰れることはない．どんなに吐こうと思っても，肺の中の酸素のすべてを吐くことはできない．この残ってしまう空気の量を**残気量**といいます．ちなみに，残気量と肺活量を足したものが**全肺気量**と呼ぶわけです．総排気量と書かれる場合もあるので，気をつけてくださいね．

もうお気付きかもしれませんけど実はこのグラフ，描くのはすごく簡単なんですよ．だって，通常の呼吸から目一杯吸って，目一杯吐いて，もとに戻る．そして一番下に残気量．ね．2〜3回練習すれば，誰でもパパパパッと描けるようになります．「じゃあ後」とはいわず，いま，描いてみてください．グラフだけ．名称などは後でいいですから．

「残気量＋予備吸気量は機能的残気量である．○か×か」

という問題を見ると「あれ？」と思うかもしれませんが，グラフを書いてから考えれば簡単なんですね．答えはもちろん×ですよ．予備吸気量ではなく，予備呼気量なら○ですよね．他にもよく出題されるのが，

「予備吸気量＋予備呼気量＋1回換気量は全肺気量である．○か×か」

という問題です．全部足しているから○に見えますが，そうじゃないですよね．肺活量の検査を思い出してください．肺活量なら○です．全肺気量はそこに，残気量を加えた値でしたよね．わかりましたか？グラフを書けば，間違えませんよね．ポイントですよ．

スパイロメーターで測れないもの

こんな問題も，よく出ます．

「以下のうち，スパイロメイターで計測できないものはどれか」

スパイロメーターというのは，肺活量を測る機械のことです．先に正解ですが，**残気量・機能的残気量・全肺気量**の3つです．この3つがスパイロメーターで測れませんという理由は，実はトンチみたいな話なのです．

まず残気量は測れませんよね．residual volume, RVともいいますけど，残気量はどんなに吐いても肺の中に残る空気の量でした．だからスパイロメーターでは測れません．これはわかりますよね．ここまでは素直でよろしいと思います．

機能的残気量は，予備吸気量と残気量を足した値でした．ということは，残気量がわからなければ，機能的残気量は計算できません．つまり，機能的残気量はスパイロメーターでは測れないという扱いになります．

同じく全肺気量に関しても，肺活量＋残気量で計算しなければなりません．なので全排気量はスパイロメーターでは測れないということです．

残気量がスパイロメーターでは測れない．だから，機能的残気量と全肺気量は計算できない．だから，この3種類は測定できないという解釈になるわけです．ちょっと，トンチみたいじゃないですか？

出入りする空気は500mLか350mLか

1回換気量の基準値もよく出題されますが，だいたい500mL，手軽なペットボトル1本分と覚えてください．でも実際には500mLすべてが，常に出入

りしているわけではありません．1回換気量は厳密に言えば，「安静時呼吸で気道を出入りする空気の量」です．だって500mL全部が出たり入ったりしていたら虚脱になって，気道がぺちゃんとつぶれちゃいますよね．だから少しだけ余力を残しながら，500mLの空気が出入りしているわけです．その余力がどのくらいの量かというと，だいたい150mL.

その150mLを**解剖学的死腔**といいます．なぜかほどほど勉強している学生でも，「解剖学的死腔は残気量の一部なのかな？」と思ってしまうことが多いです．しかし解剖学的死腔は残気量ではなく，1回換気量に含まれます．ちなみに1回換気量のうち，純粋に出入りする空気の量は350mL．この値を**肺胞換気量**といいます．

1秒量と1秒率

また実演したいのですけど，いいですか？ 手を出してもらって，その手にハァーッと息を吹きかけてください．その息，つまり呼気の勢いがどうなのか，後で聞くので覚えておいてくださいね．

では，目一杯吸って．

こう手を出して

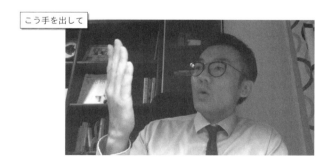

目一杯吐いて．

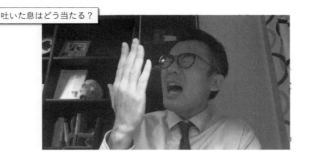

吐いた息はどう当たる？

呼気の勢いはどうでしたか？ 手に当たる呼気の勢いっていうのは扇風機のように，ゴーッと当たり続けるわけではないですよね．最初だけ強く，あとはだんだん弱くなる．努力呼気の勢いが強いのは，最初の1秒間だけです．だから呼吸器の機能の評価として，最初の1秒間でどれくらい息を吐くことができるかが，非常に大事なわけです．これを値を**1秒量**といいます．

1秒間に吐く量に関しては，おそらくみなさんよりわたしの方が多い．なぜかというと，デカいから．パソコンや携帯の画面だからサイズ感がわからないかもしれませんが，身長は185.5cmくらいあります．基本的に身長が高いほど，肺活量は多くなります．タンクが大きければ呼気量も大きい，ということです．

1秒量については身長以外にも，性別や年齢が関係します．つまり個人差が大きいのです．ですが1秒間で肺活量の何％を吐けますか？ という比率には，体格差などは関係ない．わかりますか？ もう1回言いますよ．

努力呼気に関しては，最初の1秒間だけが強い．だからこそ<u>1秒間に肺の中の空気をどのくらい吐けるかが，呼吸機能の評価にすごく重要なのです</u>．この1秒量に関しては身長，性別，年齢による個人差がある．ですが1秒間に肺活量の何％の空気を出せるのかという値，つまり**1秒率**については，身長などの差異があっても変わらない．だから評価の指標となってくるのが1秒率．もちろん1秒量も大事なんですが，1秒率が重要というわけです．

閉塞性換気障害と拘束性換気障害

いよいよ，本日のクライマックスです．

1秒率が70％未満だと**閉塞性換気障害**．
％肺活量が80％未満になると**拘束性換気障害**．

これがどういう意味なのか，一つずつ理解していきましょう．

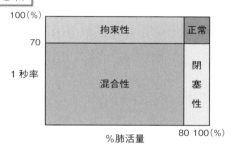

閉塞性換気障害の代表例と言えば，**気管支喘息**と**COPD**です．COPDとは何でしたか？ **慢性気管支炎**や**肺気腫**の総称でしたよね．では気管支喘息を例に，閉塞性換気障害の説明をしましょう．

みなさん，喘息の既往があったりしませんか．実はわたし，小児喘息だったのですよ．子供の頃はガリガリでいじめられっ子だったのですが，何を間違えたかこんなに大きくなってしまいましたけどね．有酸素運動が本当に苦手で毎年，秋口になると呼吸が苦しくなる．幸い，成人喘息には移行しなかったのですが．ということで，喘息の呼吸ってどうなるかわかりますか？

ゼー，ゼー，ゼー．

じゃあ今度は，これをみなさんにも体感してもらいましょう．では自分の手
で，自分の気管を軽く圧迫してください．本当に軽くですよ．

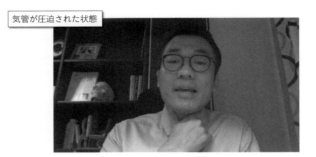
気管が圧迫された状態

息を吐いてください．経験のある人はわかると思いますが，気管支喘息の呼
吸に似ていませんか？ このまま，何回か呼吸を繰り返してください．

ゼー，ゼー，ゼー．

これね，しっかりと吸気と呼気を意識してみてください．どうですか？ <u>吸え
るけど，吐けないですよね</u>．呼気がうまくできなくなっています．というこ
とは1秒率はどうなりますか？ もちろん，低下しますよね．<u>1秒率が70％未
満を下回った状態は，閉塞性換気障害</u>と呼ばれています．なので気管支喘息
や後で説明する慢性気管支炎は，閉塞性換気障害となるわけです．みなさん，
自分の気管をキュッと圧迫しましたよね．「圧迫したから閉塞」と覚えてくれ
ると，いいかと思います．

COPD の呼吸

肺気腫に関しては**肺胞壁の破壊**が起こるとよく聞くと思いますが，これはどういうことかわかりますか？ 肺胞は肺胞壁の弾性や表面張力の力によって，常に縮もうとしています．ゴム風船のようなものです．子供の頃，ゴム風船をビロビロに引っ張って，ダメにしたことありませんか．ビロビロに引っ張ったゴム風船に空気を入れると，どうなるでしょうか．膨らませると今まで以上に広がるし，手を離したときに出る空気の勢いはヒョロヒョローと弱くなりますよね．肺胞壁破壊のイメージは，ビロビロのゴム風船が非常に近い．まずは今まで以上に拡大する．つまり**肺の過膨張**が起こるわけです．そして空気の出る勢いはヒョロヒョロー．もうわかりますよね．**1秒率の低下**が起こるわけです．

これもやっちゃいましょう．テキストの253ページに演習の写真が載せてあるので，見てくださいね．では一緒にCOPDの呼吸の真似をしてみましょう．

まず目一杯，息を吸います．息を吸うと胸郭は広がりますね．このサイズがあまり変わらないようにしながら，浅く呼吸してください．

p253，COPD患者の呼吸を模擬体験してみよう を見よ

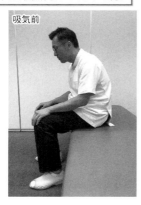
吸気前

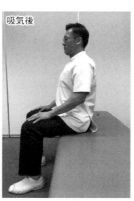
吸気後

おもいっきり息を吸ってから，この状態をキープ．みなさん，この状態で100m走はできますか？ もちろん，できませんよね．COPDの肺胞壁の破壊による肺の過膨張とは，こういった状態です．ちなみにわたしの胸郭，まるで樽みたいじゃないですか？ だから，**樽状胸郭**というんですよね．

COPDの勉強をしていると，必ず**口すぼめ呼吸**というワードが出てきます．なぜ，口をすぼめた呼吸が，COPDに関係するのでしょうか．これもみなさんでやってみましょう．

先にやり方を言いますね．まず目一杯息を吸ってから，吐いてください．そしてもう無理！吐けない！と思ったら，口をすぼめて，もう少しだけ吐く．

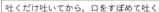
吐くだけ吐いてから，口をすぼめて吐く

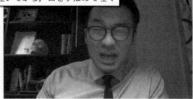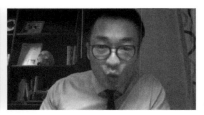

どうですか？「もう吐けない」と思ったのにヒューっと一押し，吐くことができましたよね．呼気の際に口をすぼめることにより，気道内圧を高める作用があります．だから口すぼめ呼吸は肺の過膨張によって息の吐けないCOPDの方々に対し，有効な呼吸法なのです．

最後に**慢性気管支炎**．現象としては気管支喘息と近いのですが，慢性気管支炎の原因は主に喫煙です．タバコの化学物質によって気管の壁に炎症が起こり，まるで真綿で首を締めるように進行していきます．いろいろな考え方があるかもしれませんが，わたしは学生さんはタバコを吸わないほうが良いと思います．だって吸っていたら，呼吸器に力を入れた病院では働けませんよ．それで将来の可能性を減らすのは，実にもったいない．

そして％肺活量が80％未満が，**拘束性換気障害**でしたよね．肺活量，つまり空気のタンクの大きさ自体が80％未満になった状態ということです．代表的な疾患は**間質性肺炎，肺線維症，じん肺**などです．ちなみに閉塞性と拘束性，両方の換気障害に該当する状態は**混合性換気障害**と呼ばれます．ここは臨床的にも国家試験的にも重要なポイントです．しっかりと復習してくださいね．

COPDの胸部X線画像のポイント

COPDの最後に，胸部X線画像の話をしようと思います．これは胸部の画像ですが，向かって左側が正常な胸部X線画像です．ものすごくきれいな心臓だと思いませんか？

p260，図 正常とCOPDの胸部X線写真 を見よ

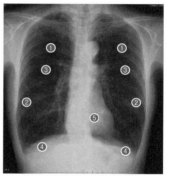

正常な胸部X線写真　　　　COPDの胸部X線写真

右画像は，福家聡：「もう悩まない！喘息・COPD・ACOSの外来診療」（田中裕士／編），p29，羊土社，2016より転載

そりゃあそうです．だって，わたしの心臓ですから．

ということで，右側がCOPDの胸部X線画像です．正常画像との違いを説明したいと思います．

COPDの胸部 X 線写真

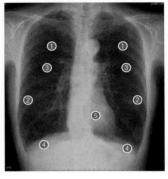

福家聡：「もう悩まない！喘息・COPD・ACOS の外来診療」
（田中裕士／編）, p29, 羊土社, 2016 より転載

この①から⑤を見ていきます.

①肺野透過性の亢進
②肺血管影の粗密化
③肋間腔の開大
④横隔膜の平低下
⑤滴状心

これらの所見は，何を意味しているのでしょうか.

先ほど，COPDの呼吸の真似をしてもらいましたよね．息を思いっきり吸った後に，胸郭のサイズを変えないように浅い呼吸を行う．このとき，樽状胸郭になるのと同時に肋骨と肋骨の間が広がってましたよね．だから③**肋間腔の開大**が起こります.

次に①**肺野透過性の亢進**．これ何かというと，前ページの左の正常画像と右のCOPDの画像を比較すると，COPDの画像のほうが黒っぽいですよね．X線の透過性は，肺の中の空気の量と関係しています．空気の量が多いと透過性は亢進し，画像としても黒く映るわけです.

あと⑤**滴状心**．これは実にわかりやすいです．COPDでは，肺の過膨張が起こりますよね．過膨張になった肺は外側だけではなく，内側にも広がります．その結果，両側の肺の中央にある心臓はギュッと押しつぶされてしまうわけです．心臓が押しつぶされて，滴状になってしまう．

そして，④**横隔膜の平低化**．横隔膜は右側が高いんですよね．肺が過膨張すると内側と外側だけではなく，下方にも広がります．その結果，横隔膜が上から押されて高さの左右差が減少してしまいます．ですから，肺の過膨張は外側に広がると樽状胸郭，内側に広がると滴状心です．下方にも広がると横隔膜の横隔膜の平低化，そして肺血管自体も影響を受けて②**肺血管影の粗密化**と覚えてください．

こういったものは丸暗記じゃなく，病態もちゃんと理解したほうがわかりますよね．いずれも，重要なポイントばかりでした．

アルカローシスとアシドーシス

呼吸性の**アルカローシス**と**アシドーシス**の話も最後にしておこうかな．

血漿の水素イオン濃度のことを，pHと書いてペーハーと呼びます．また，**酸塩基平衡**とはpHが一定に保たれている値のことで，正常では**7.4前後**です．pHは7.4前後は中性なのですが，そこから下がると酸性，上がるとアルカリ性になってしまいます．アルカローシスとは何かというと，pHが上昇してアルカリ性に傾いている状態のこと．逆にpHが低下し，酸性に傾いている状態がアシドーシスということです．

アルカローシスとアシドーシスは呼吸が原因で起こる**呼吸性**，その他の原因で起こる**代謝性**に区分されます．今日は呼吸器編ですから，まず呼吸性アルカローシス・アシドーシスの説明をしたいと思います．

呼吸性アルカローシスの例としてよく知られるのが，**過換気症候群**です．一般的に過呼吸と呼ばれる状態のことです．ではなぜ過換気症候群によって，呼吸性アルカローシスになるのでしょうか．

では少し，過喚気症候群の真似をしてみましょう．本当にならないように，無理はしないでくださいね．では，わたしからやってみます．いいですか．

2秒のうちに浅い呼吸を6回ほど繰り返す

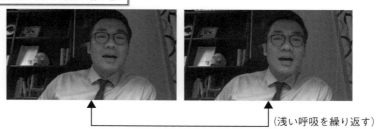

（浅い呼吸を繰り返す）

次はみなさんの番です．はいどうぞ．

真似しましたね．これを分解して考えてみましょう．

吸った後に短く吐く，吸った後に短く吐く．これを繰り返していますよね．だからどんどん二酸化炭素の排出量が増加し，<u>呼吸の影響によって血漿のpHがアルカリ性に傾いてしまう</u>．だから**呼吸性アルカローシス**と呼ばれています．

では逆に，換気障害などによって呼吸数が低下すると，どうなるでしょうか．ゆっくりと呼吸をしながら，考えてみましょう．今度は二酸化炭素が排出できず，<u>呼吸の影響によってpHが酸性に傾いてしまう</u>．これが**呼吸性アシドーシス**です．

せっかくなので，代謝性の説明もしましょうか．**代謝性アルカローシス**の原

因の代表例は**嘔吐**です．嘔吐をすると大量の酸を失ってしまう．つまり，<u>代謝の影響によってpHがアルカリ性に傾いてしまう</u>わけです．また，**下痢**によって**重炭酸イオン**を大量に失うと，<u>代謝の影響によってpHが酸性に傾いてしまう</u>．その結果として起こるのが，**代謝性アシドーシス**です．

昔，この話を1年生にしたら，非常に真面目な学生から質問されたことがありまして．

学生：「町田先生，アルカローシスやアシドーシスが起こる機序は，理解することができました．でもなぜ，大人はホメオスタシスに逆らい，代謝性アルカローシスになるまでお酒を飲むんですか？」

わたし：「大人には，生理学では説明できない夜もあるんだよ．」

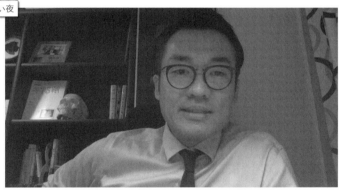
学問では語れない夜

振り返り

今回の内容を復習していきます．

咽頭と喉頭の違いはもういいですね．食道と気管，どっちが前方でしたでしょうか．

鼻腔はどんな役割でしたか.

嚥下の際に軟口蓋,喉頭蓋はどういうふうに動くのでしたでしょうか.

地味によく出る膜性壁.そして,とにかく頻出される気管支の分岐角度.同じ角度でも言い方が3パターンあるという話をしましたよね.

肺気量分画.これは絶対にグラフを描けるようになってください.描ければ絶対に,間違えません.

閉塞性換気障害と拘束性換気障害.ここはちょっと難しいかもしれませんが,これは同級生に説明できるようになるまで復習してください.説明できれば大丈夫ですよ.口から出して説明できるようにトレーニングしたほうがいいです.

勉強は復習が大事です.コロナの兼ね合いでストレスフルな日々が続きますがお互い,社会的に求められているものを頑張っていきましょう.これはもう教員,学生,ライセンスの有無は関係なしにね.ではみなさん,お疲れさまでした.

<第1講 終了>

Stay's Anatomy 呼吸器

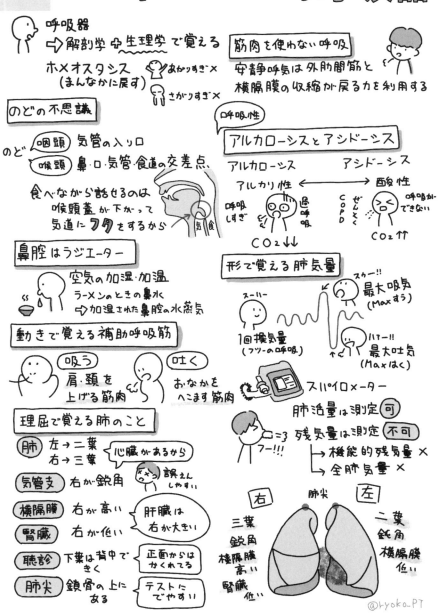

呼吸器
⇨ 解剖学 ⇦ 生理学 で覚える

ホメオスタシス (まんなかに戻す)
あがりすぎ×
さがりすぎ×

筋肉を使わない呼吸
安静呼気は外肋間筋と
横隔膜の収縮が戻る力を利用する

のどの不思議

のど 咽頭 気管の入り口
　　 喉頭 鼻・口・気管・食道の交差点

食べながら話せるのは
喉頭蓋が下がって
気道にフタをするから
気　食

呼吸性
アルカローシスとアシドーシス

アルカローシス　　　　　　アシドーシス
アルカリ性 ←→ 酸性
呼吸しすぎ　過呼吸　　COPD ぜんそく　呼吸ができない
CO_2↓↓　　　　　　　CO_2↑↑

鼻腔はラジエーター
空気の加湿・加温
ラーメンのときの鼻水
⇨ 加湿された鼻腔の水蒸気

形で覚える肺気量
スー!! 最大吸気 (Maxすう)
スーハー
1回換気量 (フツーの呼吸)
ハー!! 最大吐気 (Maxはく)

動きで覚える補助呼吸筋
吸う 肩・頸を上げる筋肉
吐く おなかをへこます筋肉

スパイロメーター
肺活量は測定 可
残気量は測定 不可
→ 機能的残気量 ×
→ 全肺気量 ×

理屈で覚える肺のこと
肺 左→二葉 右→三葉 心臓があるから
気管支 右が鋭角 誤嚥しやすい
横隔膜 右が高い 肝臓は右が大きい
腎臓 右が低い
聴診 下葉は背中できく 正面からはかくれてる
肺尖 鎖骨の上にある テストにでやすい

右 肺尖 左
三葉 鋭角 横隔膜高い 腎臓低
二葉 鈍角 横隔膜低い

@ryoko_PT

第2講

消化器

"消化器系の理解にはストーリーが重要
です．なぜストーリーなのか．その理由
を1つずつ説明したいと思います．"

今日は普段よりも少し，視聴者数が少ないみたいですね．やはり運動器など
と比べて，消化器への関心が薄いのかもしれません．でも消化器，臨床的に
も非常に大事なので，そういった話も踏まえて講義を行いたいと思います．

消化器系に対する勘違い

消化器系は特に，苦手意識が強い領域かもしれません．柔道整復師，理学療
法士，作業療法士，鍼灸師にあまり必要ないと思ってしまう学生さんも多い
ようです．

わたし，現職者に対する体幹の運動器の講習会の際には，消化器系の話を必
ずするようにしています．運動器の機能を考えるうえで，体幹が重要なのは
みなさんもご存知だと思います．でも体幹というのは，筒状の筋肉のカタマ
リではありません．そういったイメージをもつ方も多いようですが実際には，
腹部の領域には膨大な量の消化器が収められています．

p.262，7章-図1を見よ

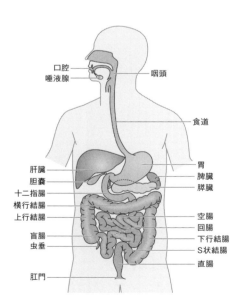

口腔
唾液腺
咽頭
食道
肝臓
胆嚢
十二指腸
横行結腸
上行結腸
盲腸
虫垂
肛門
胃
脾臓
膵臓
空腸
回腸
下行結腸
S状結腸
直腸

わたしも実際の腹部を見た際に,「これだけの量の消化器が収められているのか」と非常に驚いたことを今も覚えています. 栄養の消化・吸収という役割に加え,体幹を運動器として正しく理解するうえでも消化器系の知識は非常に大事です. ちなみに外腹斜筋・内腹斜筋・腹横筋. 3つの筋を合わせても,厚さなんて2cm程度しかありません. 腹部の大半は本当に,消化器が占めているんです.

運動器としての体幹の理解を深めるためにも,消化器系は重要なポイントです. また,消化器系はどのコメディカルの国家試験でも,非常に配点の高い領域です.「あまり目指す資格と関係なさそう」なんて思っていたら,とんでもないことになります. あと当然ながら,内科疾患を理解するうえでも非常に重要です. わたしはこれまで多くの国家試験不合格者と向かい合ってきましたが,消化器系の問題の1〜2点不足で落ちる人なんてざらにいます.

ということで消化器系の知識を身に付けることが,みなさんにとって大きなアドバンテージになることが理解してもらえたでしょうか.

消化器系はストーリーが大事

まず学生のみなさんに言いたいのは,消化器系はストーリーが大事だということです. どこまで覚えるかと言えば際限がなくなってしまいますが,学生としても最低限ここまで覚えてほしいというポイントは存在します. どこまでかというと,ご飯を食べて便として出すまで. つまり食事を摂って便として排泄する. このプロセスをちゃんと理解して説明できることが,非常に重要です.

消化器系が苦手な学生さんの話を聞くと,胃なら胃,小腸なら小腸,大腸なら大腸と,知識がブツ切りになっていることが多いです. 口に入った食物,つまり**タンパク質・糖質・脂質**から構成される**3大栄養素**がどこで消化され,どこで吸収されるのかが重要です.

3大栄養素だって，口の中に入れた瞬間にバーンと粉々になるわけではありません．大きな石が川の源流からだんだんと下り，やがて削れて砂になるかのように，少しずつ分解されて吸収に至るわけです．ご飯を食べて便が出るまで．そのストーリーが言えるようになるためには，知識をブツ切りにしないこと．口腔から始まって咽頭．そして少し影の薄い食道，胃，十二指腸・空腸・回腸からなる小腸，そして部位名の多い大腸へ繋がっていきます．こういうストーリーを，ちゃんと大事にしながら覚えてください．もう1回言いますが，消化器系はストーリーが大事．ではそれを前提に，講義を進めていきますよ．

消化器系の３大ポイント

消化器系の学習には，押さえておきたい３大ポイントがあります．どんな内容か，テキストにも書いておきました．ちょっと読みますよ．テキストの262ページです．

> "消化器系は食物を消化し，体内に栄養を吸収する役割をもつ器官系であり，消化管とそこに付随する外分泌腺（液状の物質を分泌する腺）から構成されている．消化管は口から肛門までの間にある一連の構造であり，「身体を貫通する１本の管」のような形状をしている．学習においても「胃」，「十二指腸」と個別で学ぶのではなく，１本の管として構造と役割を理解するの良いだろう．"
>
> （PTOT ビジュアルテキスト 専門基礎 解剖学，p262，羊土社，2018より引用）

「一連の流れ」がなぜ重要なのかは，さきほど言いましたよね．では，消化器系を理解するための各ポイントを説明したいと思います．

消化器系の３大ポイント

- 消化管　＋　外分泌腺
- 括約筋が存在する。
- 免疫器官が存在する。

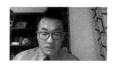

まず１つ目，消化管というのは本質的には１本の管なんです．小腸や大腸はぐにゃぐにゃ曲ってはいますが，結局は１本の管．そして，その管に対して**外分泌腺**が存在しています．では，外分泌腺とは何なのでしょうか？

外分泌腺とは

外分泌腺については，テキストの289ページに記載してあります．

> "分泌物を体表や外界につながる臓器の内腔に分泌する腺．"
>
> （同掲書，p289より引用）

つまり消化器における外分泌腺とは，消化酵素を消化管に分泌する腺のことです．食物は消化管をただ通過するだけでは，消化・吸収はされません．消化管の要所要所には外分泌腺が存在し，食物の消化を行っています．

外分泌腺について説明しましたが，「外」があるということは「内」もあるわけです．では**内分泌腺**とは何でしょうか．"分泌物を血液に向かって分泌する腺"が内分泌腺．つまり，**ホルモン**を分泌する腺が内分泌腺です．

腺という字は「にくづき」に「泉」と書きます．つまり腺は，身体の中で湧水のようにポコポコと分泌物を出す部位です．

ということで，外分泌腺についてはよろしいでしょうか．外界とつながる臓器である消化管の内腔に，消化酵素を分泌する腺のことでした．では外分泌腺はどこにあるのでしょうか．唾液腺以外にも胃や膵臓，肝臓などにもあります．消化器系ではないのですが，汗腺や乳腺なども外分泌腺に含まれます．

括約筋や弁の存在意義

消化器系には，多くの括約筋や弁が存在しています．**幽門括約筋**が特に有名ですよね．弁構造には盲腸の壁によって形成された**回盲弁**，別名**バウヒン弁**などもあります．口から摂取した食物が，常に出口から出っぱなしでは困りますよね．だから出っぱなしにならないように，キュキュっと閉める括約筋や弁構造が存在しているわけです．

消化器系の一番最後にある括約筋は，**外肛門括約筋**です．では，一番最初の括約筋は何でしょう？ 答えはいま，みなさんが見ている部位ですよ．

この領域

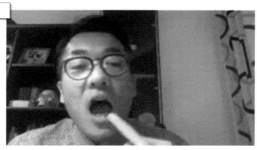

口の周り，**口輪筋**が最初の括約筋です．

そう考えると，わたしたちって滑稽ですよね．括約筋のすぐ近くを赤く塗って，やれ色っぽいだの何だのと一喜一憂しているわけですから．あの女優さんよりも，わたしの幽門括約筋の周囲のほうがキレイかもしれないですよ？ まぁ，誰もそんな風に思うわけがないですけどね．

消化管と免疫器官

消化管は体内のようで，実際には体外です．管の中は，外界と繋がっているので．だからこそ，消化器系には免疫にかかわる構造が存在しています．

咽頭には**ワルダイエルの咽頭輪**，小腸の粘膜には**パイエル板**という構造があります．いずれも免疫応答の場として，働いています．

ちなみにワルダイエルの咽頭輪もパイエル板も，リンパ組織によって構成されています．リンパとは何でしたでしょうか？ 循環器編*でも出てきましたよね？ リンパ系は基本的には循環器系の一部です．組織液とリンパ球を回収するルートのことでしたよね．ですが，リンパ組織は免疫系です．ちょっとややこしいのですが，混同しないように気を付けてください．

ということで，消化器系の学習のポイントをまとめましょう．

・消化管は1本の管．どこに外分泌腺があるのか．
・括約筋や弁はどこに存在しているのか．
・免疫器官がどこに存在しているのか．

以上の3点を踏まえ，消化・吸収のストーリーを意識しながら勉強していきましょう．

---

* 『Stay's Anatomy 神経・循環器編』（羊土社，2020）の第3講を参照．

人体は「焼きちくわ」

わたしたちの身体の中央には，消化管という1本の管が通過しています．中心に1本の穴が空いてる食材って，何かありましたよね．そう，ちくわです．わたしたちの身体は「焼きちくわ」に非常に似ています．

焼きちくわは，おでんの具としても馴染みが深いですよね．真ん中に穴が空いていて，外側が香ばしく焼けている．その間には，出汁をたっぷりと吸った部位がある．

みなさん，**胚葉の分化**はちゃんと覚えていますか？「以下の構造物は内胚葉・中胚葉・外胚葉のどれに由来したものか」などという問題はよくありますよね．苦手な学生さんが多い領域です．

実は，あの覚え方は簡単．焼きちくわを使って覚えましょう．ちくわの穴は内胚葉．こんがりとした皮は外胚葉，そして穴と皮の部位が中胚葉と覚えてください．

ちくわの穴に相当するのは，身体の中央にある消化管．だから消化器系は内胚葉由来です．あと，実は肺も内胚葉由来．肺は消化器系から起こってきます．そして，こんがりと焼けたちくわの皮は，ヒトでいえば皮膚．だから皮膚は外胚葉由来．皮膚をコチョコチョっとされると，くすぐったいですよね．皮膚には神経が分布しているからです．だから外胚葉からは皮膚に加え，神経や感覚器の主要部なども起こります．そして，ちくわの穴と皮の間の領域が中胚葉由来．だからまず骨格筋．そして心臓も筋肉だから中胚葉由来ということになります．

内胚葉・中胚葉・外胚葉から起こるものは，焼きちくわをイメージしてくださいね．内胚葉が消化器系と肺，中胚葉が骨格筋と心臓，外胚葉が神経系と皮膚．あと，ちょっと厄介なのが副腎の皮質と髄質．皮質が中胚葉で，髄質

が外胚葉由来です．普通に考えると，逆っぽいですよね．外が外胚葉，内が中胚葉って覚えてしまう人が多いです．副腎髄質は本質的には交感神経のカタマリ，つまり神経なので外胚葉由来です．こういったイレギュラーなものはありますが，基本的には**焼きちくわのイメージ**で覚えてくださいね．

ちくわの穴と違ってヒトの消化管は，入口と出口が決まっています．入口と出口がたまに交代したら，ひとたまりもないですよね．では入口の領域には，どんな機能が必要でしょうか．食物がどこにあるかを探す機能，食物を味わう機能，食物が腐敗していないか匂いをかぐ機能なども必要です．そういった役割は，出口にいりません．すごい出てる！とか見えてもしょうがないわけですよね．だから入口，つまり頭部では終脳や脳神経系が発達しています．イントロダクションは大事なので，少し長めに説明しました．

口腔

では次に行きます．まず口腔です．柔道整復師，鍼灸師，理学療法士，作業療法士などのどの職種の国家試験でも，多く出題されている領域です．

口腔の天井に相当する**軟口蓋**と**硬口蓋**は呼吸器編*で説明しましたので，今日は**口腔前庭**と**固有口腔**から解説したいと思います．

これが何かという話ですが，テキストの図では色分けをしておきました．歯の前方で緑に塗ってある領域が口腔前庭で，歯の後方で青になっているのが固有口腔です．ちょっとわたしの顔を見てくださいね．口をアーンと開けると，非常に広い口腔が見えますよね．

---

* 第1講呼吸器　p24参照.

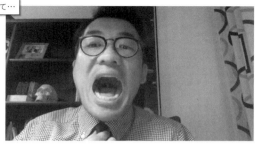

口を開けて…

この状態から歯を閉じると，歯から咽頭までの間に空間ができます．これが**固有口腔**です．

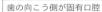

歯の向こう側が固有口腔

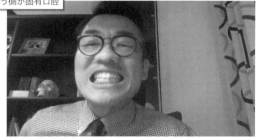

次に，この状態から口唇（こうしん）を閉じてください．そうすると歯から口唇の間にも，狭い空間ができますね．この狭い領域が**口腔前庭**です．

歯と唇のあいだが口腔前庭

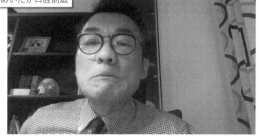

いいですか．つまり歯列の前方が口腔前庭，後方が固有口腔です．舌や指での触診を踏まえ，しっかり覚えておいてください．

そして次は**ワルダイエルの咽頭輪**です．**耳管扁桃，咽頭扁桃，口蓋扁桃，舌扁桃**の4つのリンパ組織から構成される部位です．なぜ，口腔の奥に免疫の場があるのでしょうか．これは，消化管の約束事のひとつでしたよね．先ほど言ったとおりです．

舌の構造

では，舌の構造について話をしたいと思います．舌も本当によく，国家試験に出題されます．ではテキストを読みましょう．264ページの舌粘膜です．

> "舌粘膜の表面には舌乳頭という4種の小さなでっぱりが存在している．また，舌乳頭の一部には味蕾（味覚を感じる部分）が備わっている"
>
> （前掲書，p264より）

p.264，7章-図4を見よ

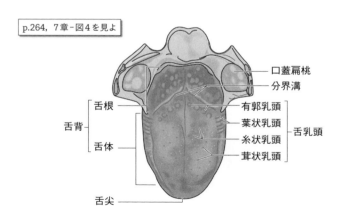

- 口蓋扁桃
- 分界溝
- 舌根 ┐
- 舌背 │舌体
- 有郭乳頭
- 葉状乳頭 ┐
- 糸状乳頭 │舌乳頭
- 茸状乳頭 ┘
- 舌尖

舌には，**舌乳頭**というでっぱりが4種類あります．そのどこに**味蕾**があるのかについて，しっかり覚えなくてはいけません．まずは**糸状乳頭**．「いとじょうにゅうとう」じゃなくて，「しじょうにゅうとう」と読む部位です．で

は，テキストを読んでみましょう.

> "舌の前2/3に密生し，上皮が角化するため白っぽく見える. 口腔内の不
> 潔な乾燥によって白い付着物が生じることもある. 表面に味蕾をもたない"
>
> （前掲書, p264より）

ということで，糸状乳頭には味蕾がありません. ですが残りの3種の舌乳頭
のすべてに，味蕾は備わっています.

では次は茸状 乳頭. 読み方が難しいですね. 椎茸の「茸」って書いてあり
ますが，「たけじょうにゅうとう」じゃなくて「じじょうにゅうとう」です.
舌の前方2/3に多数あり，赤い点のように見える部位です. もちろん，表面
に味蕾を持っています.

舌の後部外側にあるヒダ状の舌乳頭が**葉状乳頭**で，**分界溝**という部位にVの
字状の溝に並ぶのが**有郭乳頭**です. この2つの舌乳頭には，多数の味蕾が存
在しています.

ということで糸状乳頭には味蕾が存在していませんが，他の3種類に舌乳頭
に関しては味蕾が存在していました. ここは大事なポイントですよ.

舌の神経支配

舌の神経支配も，非常に重要です. テキストの神経支配をまとめた表を見て
みましょう.

p.266　図 舌の神経分布 を見よ

	一般感覚	味覚	運動
前方2/3	三叉神経	顔面神経	舌下神経
後方1/3	舌咽神経		

表には三叉神経，顔面神経，舌咽神経，舌下神経と書いてありますが，これはすべて脳神経の枝です．脳神経は12種類ありますが，そのうちの4種類も舌にかかわっています．ということは脳神経の1/3が，舌の感覚や運動にかかわっているということです．ちなみに眼球にも，4種類の脳神経がかかわっています．ですが今日はまずは舌の4種類，しっかり覚えましょう．

最初は舌の運動．運動に関してはシンプルです．運動にかかわるのは**舌下神経**のみです．

問題は舌の感覚です．表を見ていただけるとわかりますが，舌の感覚は**一般感覚**と**味覚**に分かれます．舌で何かを触った感覚と味覚は，同じ経路のように思うかもしれませんが，別物なんです．

あとは舌の感覚は，前方2/3と後方1/3で支配する枝が変わります．まず，後方1/3の一般感覚と味覚の両方を支配しているのが**舌咽神経**．そして前方2/3は一般感覚が**三叉神経**，味覚が**顔面神経**に分かれます．味覚については厳密には顔面神経の鼓索神経なのですが，まずは顔面神経と覚えていただければけっこうです．

まず覚えやすいのは後方1/3，舌咽神経の領域です．みなさん，炭酸飲料はお好きですか？ 炭酸飲料というのは，シュワッとする感じがいいんですよね．言い方を変えれば，「のどごしが良い」という表現をわたしたちは使います．蕎麦やうどんを食べた際にも，のどごしが良いと言ったことありませんか？

食物や飲物がのどを通過したときの感触が，のどごしです．つまり，舌だけではなく喉の領域にも感覚があるということを意味しています．舌の後方にあるのは，もちろん咽頭ですよね．だから舌の後方1/3と咽頭を支配する神経が，舌咽神経なんです．名前のまんまですよね．

だから，舌咽神経が前2/3を支配するわけがありませんよね．咽頭の咽の字

が入っているじゃないですか．舌咽神経とのどごしの関係，覚えておいてください．

ということで舌の前方2/3の一般感覚は三叉神経，味覚は顔面神経でした．顔の感覚は三叉支配なので，舌も前方が三叉神経と覚えるとよいかと思います．そして味覚は顔面神経．これはちょっと頑張って覚えなくちゃいけないんですが，必ず暗記してください．

小唾液腺と大唾液腺

次は唾液腺です．口腔に唾液を分泌する部位ですが，**小唾液腺**と**大唾液腺**から構成されます．特に大事なのは大唾液腺で，**耳下腺，舌下腺，顎下腺**という3つがあります．今日の講義のイントロダクションで，消化管の約束事を説明しましたよね．消化管には要所要所に外分泌腺が開口しています．口腔における外分泌腺が，唾液腺です．

p.268，7章-図9を見よ

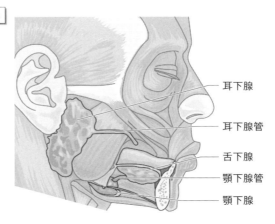

耳下腺
耳下腺管
舌下腺
顎下腺管
顎下腺

また，唾液の中には**プチアリン**という消化酵素が含まれています．**唾液アミラーゼ**とも呼ばれ，デンプン（すなわち糖質）の分解にかかわっています．

最近は少しご無沙汰かもしれませんが，友達と会話をしながら食事をしているときのことを思い出してください．食物が口腔の中に滞在する時間は，どの程度でしょうか．そんなに大した時間ではないですよね．つまりプチアリンが働いている時間は，そんなに長くはありません．

今度試していただきたいのですが，お米を時間をかけて噛んでいると甘みが強くなります．米に含まれるデンプンはプチアリンにより，二糖類のマルトースに分解されます．分解される際に，甘みを感じわけです．

ですが，食物が口腔の中にある時間はそんなに長くはありません．だから唾液は消化というよりも，「食物を味わうために存在してる」とも考えられています．なので本当に食事を美味しく味わうためには，口の中に唾液をいっぱい出してからゆっくり噛めば良いはずです．お行儀が良いかどうかは別ですが．

余談ですが，蛇には唾液腺はありません．その代わりに毒腺というものが存在しています．毒腺は名前の通り，毒を出す部位です．しかも蛇には，頬があありません．ヒトは頬があるからこそ，食物をこぼさずに咀嚼することができます．だから咀嚼ができない蛇の食事は，丸呑みです．咀嚼もできず，唾液腺もない．だからきっと，蛇たちの食事は美味しくないはずですよ．

口腔から食道へ

では，口腔の奥の構造に入っていきたいと思います．呼吸器編でも話をした
とは思いますが，参加してない人も多いと思うので，もう一度説明します．

p.269，7章-図10を見よ

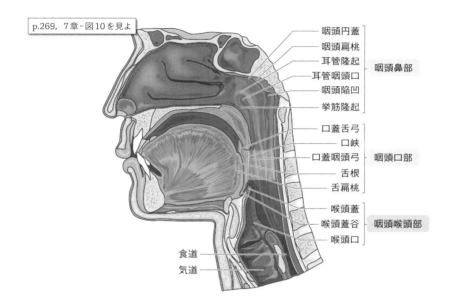

咽頭円蓋
咽頭扁桃
耳管隆起 ┐
耳管咽頭口 │ 咽頭鼻部
咽頭陥凹 │
挙筋隆起 ┘

口蓋舌弓 ┐
口峡 │
口蓋咽頭弓 │ 咽頭口部
舌根 │
舌扁桃 ┘

喉頭蓋 ┐
喉頭蓋谷 │ 咽頭喉頭部
喉頭口 ┘

食道
気道

口腔の後方に進むと，**咽頭**という縦に長い領域に入ってきます．咽頭は上か
ら順に**咽頭鼻部，咽頭口部，咽頭喉頭部**となっています．また咽頭の下前方
は気管，下後方は食道へとつながっています．喉に手を当ててもらって，咳
払いをしてください．当然，ブルっと震えますよね．震えるということは，
前方が気管なわけです．食道が前方ではないですよ．そして，気管の入口に
相当する部位が**喉頭**です．

呼吸器編では喉頭の次に気管の説明をしましたが，今回は消化器編なので食道について講義します．いま，ちょうど45分経ったので，ちょっと休憩を入れましょう．嚥下の際の軟口蓋・喉頭蓋の動きについては思い出しておいてくださいね*.

◆　　◆　　◆

食道

それでは食道です．食道に関しては，あまり勉強をした記憶が残っていないという人もいると思います．食道は原則的には一本の管なので，解剖学的な名称はほどんど付いていません．だからあまり記憶に残りにくい.

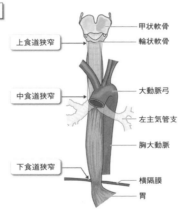

p.271，7章-図13を見よ

甲状軟骨
輪状軟骨
上食道狭窄
大動脈弓
中食道狭窄
左主気管支
胸大動脈
下食道狭窄
横隔膜
胃

でも，今日のイントロダクションでいったように，消化器系はストーリーが重要．口腔と胃をキチンと勉強をしても，食道の知識がないと消化器系全体のストーリーはつながってこない．だからちゃんと食道も押さえてください．とはいえ，国家試験的に出るのは**生理的狭窄部**くらいですね．**上食道狭窄，中食道狭窄，下食道狭窄**の3部です.

＊　第1講呼吸器p23を参照

テキストをお持ちの方は，271ページを見てください．

"上食道狭窄は咽頭と食道の接合部，中食道狭窄は大動脈弓と左主気管支に
よって圧迫される部位．下食道狭窄は横隔膜の食道裂孔を貫く部位．"

(前掲書，p271より)

この3つの狭窄部は，癌の好発部位としても重要です．やはり癌の好発部位
は，国家試験によく出題されます．食道の生理的狭窄部は覚えてください．

胃

続きまして，胃です．胃の構造に関してはもう図のまんま，すべて覚えてく
ださい．胃の構造はすべて頻出ワードです．すべて頻出．必ず覚えてしまい
ましょう．

p.272　7章−図14を見よ

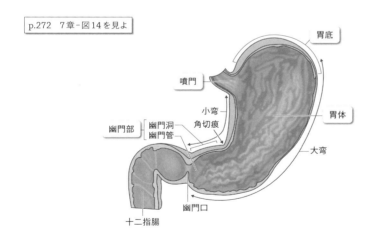

まずは胃の出入リ口．当然ながら入口が**噴門**で，出口が**幽門**です．括約筋が
あるのは幽門ですからね，気をつけてください．噴門には括約筋はありませ
んよ．そして胃のカタチを見ると，円錐形に見えます．ちょっと無理がある？
でも，円錐形に見えませんか？

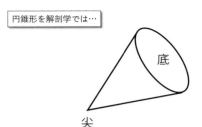

円錐形を解剖学では…

底

尖

以前の講義でも言いましたが，解剖学では円錐状の構造物の場合，底辺に対しては底，尖端に対しては尖という名前をつけるルールがあります．だから，胃の場合は上面に**胃底**があります．じゃあ下方は胃尖？と言いたくなりますが，胃尖という名前はないんです．

胃の場合は片方のみでしたが，この円錐のルールは覚えておくと便利です．心臓の場合は心底と心尖，膝蓋骨の場合は膝蓋骨底と膝蓋骨尖，仙骨の場合は仙骨底と仙骨尖．これで一気に，部位の暗記数が増えますよね．

「胃の上面は胃底である，○か×か」

という設問はすごくよく出題されるので，覚えておいてください．

あと，みなさん，ビールはお好きですか？成人を迎えた学生さんでビールが好きな方なら，１リットルくらいは簡単に飲めますよね．ですが同じ量のノンアルコールビールを飲もうと思ったら，その半分の量でお腹はガブガブになってしまいます．実は胃の幽門は，低濃度のアルコールに反応して開く機能を持っています．レストランのコース料理の最初に食前酒を飲むのも，同じ理由です．あ，未成年やお酒が苦手な人は，無理に試さないでくださいよ．

あと胃のど真ん中．ボディに相当するところを**胃体**といいます．そして，胃体の下方にある大きなカーブが**大弯**，小さなカーブが**小弯**です．また，大弯には腹膜の**大網**が，小弯には**小網**がそれぞれ付着しています．

また小弯の途中に，ペコっと鋭く凹んだ部位があります．これを**角切痕**といいます．角切痕は胃潰瘍や胃癌の好発部位．先ほども言いましたが，癌の好発部位は重要なので覚えておいてください．

大網と小網

大網と**小網**はこんなカタチ．胃の大弯からぶら下がっているのが大網です．

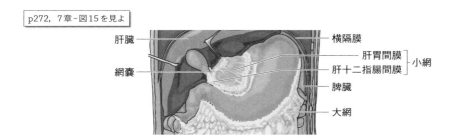

p272，7章-図15を見よ

肝臓
網嚢
横隔膜
肝胃間膜　┐
肝十二指腸間膜　┘小網
脾臓
大網

大網は胃に付着する間膜で，ブラーンと他の臓器の前にぶら下がっています．内部には脂肪を蓄えこんでおり，内臓の保護や保温などの役割があると考えられています．また，臓側腹膜と壁側腹膜の癒着を防ぐ機能も持っています．

そして**小網**．小網は2つの間膜から構成されています．

肝胃間膜と**肝十二指腸間膜**です．「うわ！難しい！」と思うかもしれませんが，そんなことないですよ．肝臓と胃の間膜が肝胃間膜で，肝臓と十二指腸の間膜が肝十二指腸間膜．ね，名前の通りの構造ですよね．ちなみに小網の後ろにあるスペースが，**網嚢**です．そしてその入り口が**網嚢孔**，別名**ウィンスロー孔**と呼ばれています．

実は網嚢孔やウィンスロー孔を理学療法士や作業療法士の現職者で知っている方は，そんなに多くありません．ですが医師や看護師，必ず知っています．網嚢は腹膜腔から出た液体が貯留しやすく，外科手術後にドレーンを留

置する部位として非常に重要です．ですが理学療法士，作業療法士，柔道整復師，鍼灸師でドレーン留置に直接関与することは，あまり多くないですよね．医療の現場で医師や看護師と共通言語で会話するためには，こういった知識を身に付けることも必要です．

消化酵素の強さ

みなさん，消化器系で最も強い消化酵素は何だと思いますか．もちろん，3大栄養素を最も分解するという意味ですよ．

答えは**膵液**です．どうしても消化というと，胃の塩酸のイメージが凄く強いと思います．もちろん，酸性としての働きは非常に強い．食物をドロドロのお粥状にするのは，胃酸の仕事です．その働きに間違いはありませんが，3大栄養素の分解となるとそれほどじゃない．胃の中で行われるのは，タンパク質の一部を分解する程度．糖質や脂質の分解には，それほどかかわっていません．

ということで，3大栄養素の分解をメインで行うのは膵液です．なぜか膵液って，そんなに強くなさそうな気がしませんか？何となくね．でも，そうではありません．まず，その認識を変えましょう．

あくまで胃は食物をお粥状に溶かし，貯蔵することが一番の仕事です．ちなみに胃癌になった場合，摘出手術が行われる場合があります．現代では医学の進歩によって様々な人工臓器が開発されましたが，人工胃は存在しません．食事量の低下や逆流性胃腸炎などの後遺症はありますが，原則として胃はなくても生命の維持は可能です．消化器系における胃の役割，正しく覚えてくださいね．

噴門と幽門の高さ

あと，胃の入口と出口の高さは必ず覚えましょう．噴門がT11，幽門はL1です．これは，国家試験にもよく出ますから覚えてください．

噴門がT11で幽門がL1ということは，胃ってずいぶんと小さい気がしませんか？胃の大きさが椎体3つ分のわけがない！と勘違いして間違えてしまう人も多いようです．ですが噴門の左外側，胃底の領域を見てください．上に大きく盛り上がってますよね．噴門と幽門の高さを踏まえ，胃の大きさを正確に理解しましょう．

料理のスープとガストリンの関係性

次は胃の部位名です．少し多いですよね．でもいずれも非常に重要です．知識の整理をしたうえで，胃の機能の話もしたいと思います．

幽門付近に多く存在する細胞は何でしょうか？幽門の付近にある細胞といえば，アルファベットのGと書いて**G細胞**です．G細胞のGはもちろん，ガストリンの頭文字．だからここからは**ガストリン**が分泌されるわけです．胃の中に食物が入ると，G細胞からガストリンが分泌されます．その後，ガストリンは血流にのって循環し，胃底腺の**壁細胞**から**塩酸**を分泌させます．そして塩酸は**ペプシノゲン**を**ペプシン**に変え，ペプシンがタンパク質の分解を行うわけです．

少し話は変わりますがみなさん，レストランでコース料理を食べたりしますか？最近は自粛の兼ね合いで，機会は少ないかもしれませんが，和食・フランス料理・イタリアン，世界のどのコース料理を食べても，メインの料理の前にはスープが出てきます．スープとは極論，魚や動物の骨を煮出した汁．だから低濃度のタンパク質を含んでいます．低濃度のタンパク質が体内に入ると，G細胞からガストリン分泌が促されます．スープの後のメイン料理は，

だいたい大きめの肉か魚ですよね．つまりメイン料理の前にスープを飲むことによって，大きいタンパク質を分解する準備をしているわけです．

これって，凄いことだと思わないですか．世界中の料理人が口裏を合わせたわけでもないのに，メイン料理の前にはスープが出てくる．昔の料理人の方々は，ガストリンの存在なんて知らなかったはず．経験則で気づいたんでしょうね．食文化の素晴らしさを通じ，ガストリンの働きを覚えてください．

胃壁の構造

ここで覚えなくてはいけないのが胃腺の３つの細胞，**副細胞，壁細胞，主細胞**です．

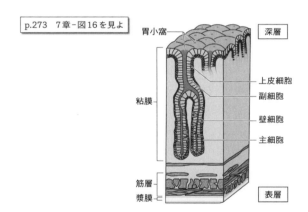

p.273　7章-図16を見よ

胃小窩
深層
上皮細胞
副細胞
粘膜
壁細胞
主細胞
筋層
漿膜
表層

この３つの細胞はいずれも**腺細胞**です．「腺」というくらいですから，それぞれ異なる物質を分泌しています．**壁細胞**からは**塩酸**，**主細胞**からは**ペプシノゲン**，そして**副細胞**からは**粘液**が分泌されています．

次にそれぞれの役割について説明します．まず壁細胞はガストリンの働きによって，塩酸を分泌します．非常に酸性が強い塩酸は食物を溶かす役割に加え，主細胞から分泌されるペプシノゲンをペプシンに変える働きを持ってい

ます．ペプシンは，タンパク質の分解にかかわっていましたよね．そして副細胞から分泌される粘液は，塩酸から胃の粘膜を保護する役割を持っています．

みなさん焼肉屋さんに行って，ガツ刺しを食べたことありますか？ ちなみにガツは豚の第1胃袋です．胃は自分自身の塩酸では溶けないはずなのに，わたしたちは食べたガツ刺しを消化することができる．不思議だと思いませんか？ その理由には，粘液の分泌がかかわっています．当然ながら粘液は，生体でなければ分泌されません．モツは足が早い，つまり食肉の内臓は腐りやすいという話を聞いたことがあるかと思います．死亡して副細胞からの粘液の分泌が止まってしまうと，塩酸は胃や他の消化器の壁を溶かしてしまう．これがモツの足が早い理由の1つです．ちなみに人体にも死後，同じ現象が起こります．

副細胞・壁細胞・主細胞の分泌物は，気をつけて覚えてください．なぜかというと，すべて細胞名が1文字違いです．わたしの講義を何回か聞いている人はもうおわかりだと思いますが，1文字違いは気をつけなくてはいけません．国家試験などで入れ替え問題が作りやすいからです．覚え方は何でもいいと思いますが，例えばですよ，わたしは学生にいつもこう言うんです．

「喉が乾いたら何が飲みたい？ オレは主にペプシ派」．

意味がわかりますか？「主にペプシ派」だから，主細胞からペプシノゲンが分泌されるというわけです．

「わ，この壁がしょっぱい！」だから壁細胞から塩酸，

「わたしの服がヌルヌルしている！」だから副細胞からは粘液...

今日はディスプレイ上でみなさんの表情は確認できないのですが，少しでも

笑ってくれていることを願っています．寂しくなってきたので次にいきましょう．みなさんのリアクションがわからないのが，遠隔授業の寂しさですよね．

別にダジャレや語呂合わせじゃなくても，覚えてくれればいいんですよ．でも胃腺の細胞と分泌物が覚えられないという人は活用してください．あ，チャット上に「面白かったです」と書いてくれた人がいますね．有り難うございます．涙が出そうです．

小腸の入口，十二指腸

次は小腸です．小腸は近位から順に**十二指腸，空腸，回腸**と並んでいます．この順番は，呪文のように唱えて覚えてください．十二指腸，空腸，回腸．ということでまずは十二指腸．当然ながら，胃からつながっている部位です．その名の通り，指12本分の長さであることが語源だとされています．

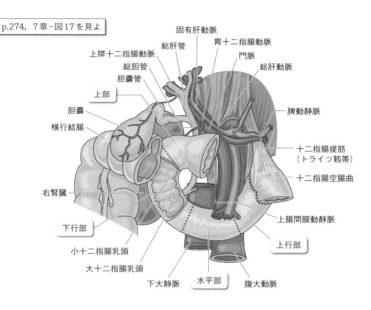

p.274，7章–図17を見よ

固有肝動脈
総肝管
胃十二指腸動脈
門脈
上膵十二指腸動脈
総胆管
胆嚢管
総肝動脈
上部
胆嚢
横行結腸
脾動静脈
十二指腸提筋
（トライツ靱帯）
十二指腸空腸曲
右腎臓
上腸間膜動静脈
下行部
上行部
小十二指腸乳頭
大十二指腸乳頭
下大静脈
水平部
腹大動脈

十二指腸の領域は，近年の国家試験で非常によく出題されています．

十二指腸は膵臓・胆嚢・肝臓と，構造的にも機能的にも連絡をもっています．この領域をちゃんと理解するためには解剖学のみならず，生理学の知識も必要です．覚えるためには少し労力を要しますが，しっかりと力になる範囲ですよ．

ちなみに国家試験の出題率で言えば，消化器系で1番高いのは胃の構造かな．そしてギリギリの差，ほぼ同着なのが十二指腸の周囲です．

ということで十二指腸の構造ですが，膵臓を包み込むようにCの字型に走行しています．そのCの字型にはまり込む部位が，膵臓の**膵頭**．膵臓ってよく見ると，おたまじゃくしみたいなカタチに見えませんか？　だから頭側が**膵頭**で，逆のシッポ側が**膵尾**です．国家試験では

「十二指腸にはまり込む部位が膵尾である．○か×か」

という設問がよく出題されます．膵尾のわけがないですよね．十二指腸のCの字型にはまり込むのは，膵頭です．頭側がはまりこんでいます．また十二指腸と膵臓はいずれも**腹膜後器官**と言って，体壁の後面に埋まっています．腹膜後器官については，今日の後半で説明しますね．

十二指腸の開口部

十二指腸は近位から順に**上部，下行部，水平部，上行部**に区分されます．また下行部の内腔には，非常に有名な隆起部がポコっと出ています．

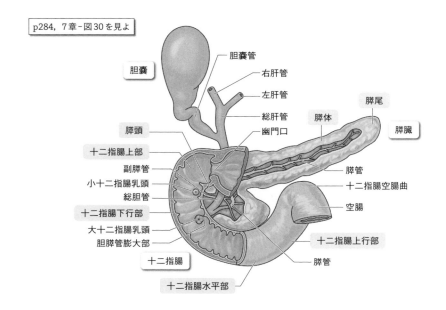

p284，7章-図30を見よ

胆囊管
右肝管
左肝管
総肝管
胆囊
膵尾
膵体
膵臓
膵頭
幽門口
十二指腸上部
副膵管
小十二指腸乳頭
総胆管
膵管
十二指腸空腸曲
十二指腸下行部
空腸
大十二指腸乳頭
胆膵管膨大部
十二指腸上行部
十二指腸
膵管
十二指腸水平部

この隆起部を**大十二指腸乳頭**といいます．そしてその上方にあるが，**小十二指腸乳頭**です．胃の内容物は空腸・回腸の壁を溶かしてしまうほど，強い酸性です．それがもし，十二指腸を素通りしてしまったら一大事．なのでアルカリ性の膵液を放出し，内容物の酸性を中和する必要があります．その放出口が，大・小十二指腸乳頭というわけです．

膵液は常に出っ放しというわけではありません．キュッと締める括約筋が存在しています．特に大十二指腸乳頭では発達しており，**オッディ括約筋**と呼ばれています．あと大十二指腸乳頭には**ファーター乳頭**という別名もあります．これらは有名なので覚えてください．

大十二指腸乳頭と小十二指腸乳頭には，それぞれ別の管が開口しています．大十二指腸乳頭に開口するのは**膵管と総胆管**，小十二指腸乳頭は**副膵管**です．文献によっては主膵管・副膵管と書くものもありますが，膵管と副膵管で覚えていただければけっこうです．その関係を模式図にしたのがこちらです．

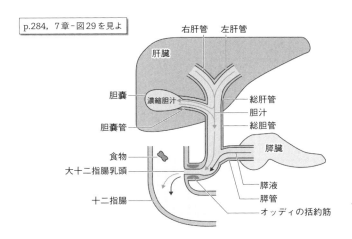

p.284，7章‐図29を見よ

この図では，大十二指腸乳頭の開口部だけをアップにしています．この大十二指腸乳頭に至る流れが，非常に重要です．大十二指腸乳頭には，膵液を運ぶ膵管と胆汁を運ぶ総胆管が開口しています．それに対して小十二指腸乳頭

に開口する副膵管は，純粋に膵液を出すルートです．ということで大十二指腸乳頭からは，膵液と胆汁をミックスしたものが放出されているわけです．

また，胆汁についてはこんな問題がよく出題されます．

「胆汁は胆嚢で作られている．○か×か」

胆汁を作っているのは肝臓です．胆嚢は胆汁を濃縮し，貯蔵する場所です．間違わないようにしてください．

カンカンタンカン

肝臓で生成された胆汁は左葉からは**左肝管**，右葉からは**右肝管**によって運び出されます．そして左肝管と右肝管は合流し，**総肝管**を形成します．

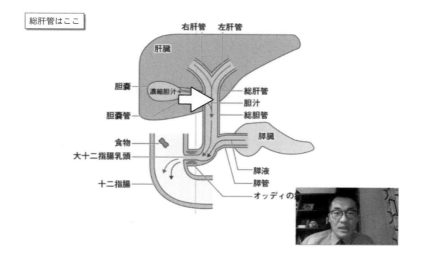

その後，胆汁は**胆嚢管**を通過して胆嚢へと入ります．胆嚢に入ったばかりの胆汁は薄く，シャバシャバです．胆嚢は薄い胆汁を濃縮し，約50mLまで貯める役割を持っています．そして濃縮された胆汁は必要に応じて胆嚢管を通

過し，大十二指腸乳頭へと向かいます．胆嚢管と総肝管が再び合流して形成される管は，**総胆管**と呼ばれます．胆嚢管の胆と総肝管の総を一文字ずつ取って総胆管です．この管と膵管が一緒に，大十二指腸乳頭に開口するわけです．

ここで1点，補足説明．胆嚢管というのは，非常に特殊な管なんです．人体には数多くの管状の構造物が存在しますが，正常時に内容物が逆流することはありません．基本的には一方通行です．ですがこの胆嚢管だけは濃縮して貯蔵したり，必要に応じて放出したりすることができます．ここだけが往来OKになっています．

ですがこの胆汁，コレステロールやビリルビンが過剰に蓄積すると**胆石**になってしまうことがあります．基本的には無症状ですが，これが胆嚢管や総胆管に入ってしまうと**胆石疝痛**という激痛を引き起こすので注意が必要です．

ではここで，もう一回復習しましょう．

大十二指腸乳頭に開口する膵管は膵液，総胆管は胆汁を運びます．胆汁を作っているのは胆嚢じゃなくて肝臓．胆嚢はあくまで濃縮して貯める所で，肝臓で作っているんでした．ここまでだけでも，重要なポイントは幾つもありましたね．では，次は胆汁が通過する管についてです．総胆管と総肝管は名前が似てます．だから，

「大十二指腸乳頭には総肝管が開口する．○か×か」

なんてふうに出題されます．ちなみに答えは総胆管です．

ではここでみなさん，早口言葉大会をしましょう．あまり滑舌がよろしくないわたしがいうのも恐縮なのですが．ではわたしが先に言いますよ．みなさんは後から続いて，早口で言ってくださいね．

「左肝管，右肝管あわさって総肝管．総肝管と胆嚢管あわさって総胆管」

もう一回言いますよ.

「左肝管，右肝管あわさって総肝管．総肝管と胆嚢管あわさって総胆管」

次はご一緒に！はい！

「左肝管，右肝管あわさって総肝管．総肝管と胆嚢管あわさって総胆管」

ちゃんと言ってくれたかな．こういうの，素直にやってくれる人は必ず頭に入りますからね．でも恥ずかしがってやらない人は，なかなか覚えられません．ちゃんとやって，覚えてくださいね.

十二指腸・膵臓・胆嚢・肝臓の経路は冒頭にも言った通り，本当によく出題されます．年によっては，これだけで3問くらい出題される場合もありますね．管の名称も含めて，この流れは必ず覚えてください.

実は膵臓は，非常に特殊な器官なんです．ここまで説明した通り，膵臓は膵液を出すための**外分泌腺**が備わっています．でもそれだけではありません．膵臓はインスリンやグルカゴン，ソマトスタチンなど，いわゆるホルモンの分泌も行っています．ホルモンを分泌する部位は**内分泌腺**と呼ばれています．つまり，膵臓は外分泌腺と内分泌腺を両方持っている器官ということです.

では，十二指腸もいよいよ最後．**セクレチン**と**コレシストキニン**についてです．いずれも十二指腸から分泌されるホルモンで，その作用は一見すると難しく感じるかもしれません．でも，その働きは非常にシンプルです.

両者とも十二指腸に消化産物が入ってくると，分泌が促されます．そして酸性の中和や消化のために膵液・胆汁の分泌を促進し，消化産物を送り出す胃

に対しては「もうこんなに送らなくていいんだよ」と働きを抑制するんです.
実に理に適ったホルモンですよね.

空腸, 回腸は呪文のように

空腸に回腸に関しては, 境界がわかりにくい構造物です. 十二指腸から順に
空腸, 回腸と続きます.

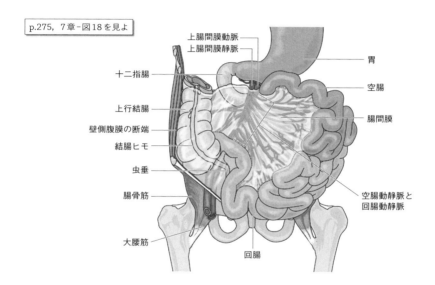

p.275, 7章-図18を見よ

空腸と回腸のどっちが先かについては, 順番を間違えないように. 十二指腸・
空腸・回腸, 十二指腸・空腸・回腸. 呪文のように唱えて, 覚えてください.

小腸から大腸へ

長い割に区分が少ないのが小腸でした．十二指腸・空腸・回腸の３つにしか
分かれていません．小腸よりも短いのに，区分が多いのが大腸です．では，
回腸の続きから見ていきましょう．

回腸の続きで，大腸の入口に相当する部分が**盲腸**です．大腸は盲腸から順に，
上行結腸，**横行結腸**，**下行結腸**，**S状結腸**，**直腸**と続きます．ちなみに図を
確認すると，この横行結腸は少し下にたるんでいますよね．この部分につい
ては，後から説明します．

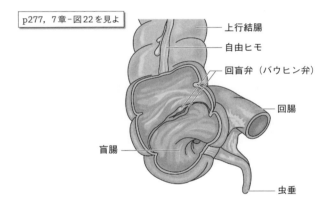

p277，7章-図22を見よ

- 上行結腸
- 自由ヒモ
- 回盲弁（バウヒン弁）
- 回腸
- 盲腸
- 虫垂

まずは回腸と盲腸の境にあるのが，**バウヒン弁**もしくは**回盲弁**．どちらの名
前も重要です．

盲腸の壁から突き出る細長い部位が**虫垂**です．教科書的には長さ６〜8cmで
すが，実際にはかなり個人差があります．俗に「盲腸になりました」と言い
ますが，医学的には虫垂炎です．間違えると恥ずかしいので，気をつけてく
ださい．

小腸 VS 大腸

小腸と大腸の違いを問う国家試験問題は，ほぼ毎年，出題されます．まず，栄養の吸収を主に行うのは小腸です．水分の吸収は大腸ですが．そして小腸には**アウエルバッハ神経叢**や**マイスネル神経叢**も分布しています．粘膜に**パイエル板**があるのも，小腸だけの特徴ですね．

p.275，7章-図19を見よ

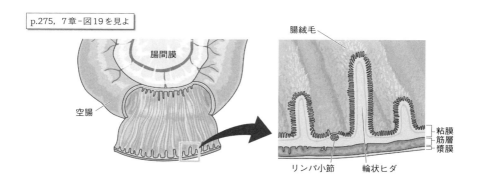

あと粘膜にあるヒダは，小腸と大腸で形態と名称が異なっています．まずは小腸のヒダ．ぐるっと粘膜の表面を一周する形状になっています．なので小腸のヒダは，**輪状ヒダ**と呼ばれています．

それに対して大腸の特徴には，**結腸ヒモ**が関与しています．結腸ヒモというのは縦筋層の平滑筋が集約した部位で，盲腸と結腸だけにみられる構造です．

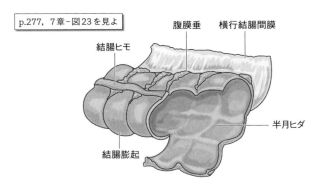

p.277，7章−図23を見よ

結腸ヒモ　腹膜垂　横行結腸間膜
半月ヒダ
結腸膨起

大腸の特徴は以下の４点セット．**結腸ヒモ，結腸膨起，腹膜垂，半月ヒダ**．この大腸の４点セットは必ず覚ましょう．ちなみに国家試験には，こんな問題が出題されます．

「半月ヒダは小腸である．○か×か」
「輪状ヒダは大腸である．○か×か」

もちろんこれは，逆ですよね．大腸と小腸の特徴を，入れ替えただけの問題です．

大腸の特徴のポイントは縦筋層のカタマリこと，結腸ヒモ．ちなみにみなさん，チャーシューを作ったことはありますか？ いわゆる，煮豚です．作ったことがある人ならわかると思いますが，煮る前にタコ糸で縛りますよね．作ったことがないという人でもスーパーの精肉コーナーに行くと，ヒモで縛られたお肉が売っているのを見たことがあると思います．ちょうどあのカタチが，大腸の断面とよく似ています．

まず，先ほども言ったように，小腸の輪状ヒダはキレイな輪っかです．

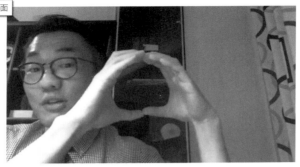

小腸の断面

それに対して大腸のヒダは，結腸ヒモによってギュッと絞られる．つまり，こういったカタチなんです．

大腸の断面

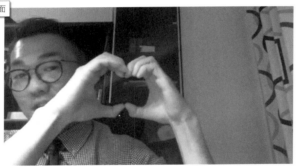

ハートを作っているように見えて気持ち悪いかもしれませんが，大腸の断面はこういうカタチ．真ん中がくびれるから，輪状ヒダが**半月ヒダ**になる．そしてくびれた分だけ外側がポコって膨らみますよね．膨らんだところが**結腸膨起**です．そして，結腸ヒモの表面に付いてる脂肪のカタマリが**腹膜垂**．結腸ヒモがあるからこそ，半月ヒダ・結腸膨起・腹膜垂が形成されるわけです．ここは是非，セットで覚えてください．

腹膜内器官と腹膜後器官

残りの時間を使って話したいのが，**腹膜内器官**と**腹膜後器官**です．

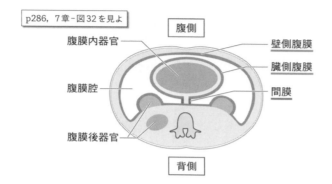

p286，7章−図32を見よ

腹側

腹膜内器官 ── 壁側腹膜

── 臓側腹膜

腹膜腔 ── 間膜

腹膜後器官 ──

背側

腹膜後器官も，国家試験にはよく出題されます．ですがいかんせん，何のことかわからないという学生さんが実に多い．そこで今日は，腹膜の構造をティッシュを使って解説したいと思います．

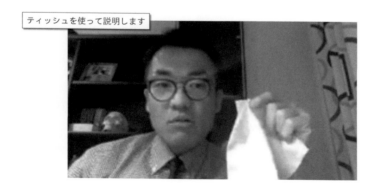

ティッシュを使って説明します

人体の大半の臓器は，**漿膜**という薄く透明な膜によって覆われています．この漿膜がなかなか厄介で，心臓を覆ったら**心膜**，肺を覆ったら**胸膜**，消化器を覆ったら**腹膜**と名前が変わるんです．膜，膜，膜って言われると，わからなくなっちゃいますよね．今日は消化器編なので，腹膜の話をしましょう．

ここまではいいですか. 漿膜は包む構造物によって, 名前が変わるのがポイントです.

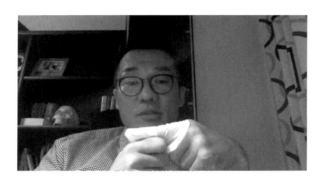

漿膜は包むものによって名前が変わる

そして腹膜は**臓側腹膜**と**壁側腹膜**, **間膜**に分類されます. 臓側・腹側って, 心膜や胸膜にもありましたよね. それらのことも踏まえつつ, 腹膜の話をします.

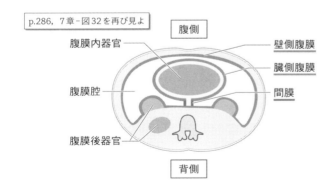

p.286, 7章-図32を再び見よ

腹側
腹膜内器官
壁側腹膜
臓側腹膜
腹膜腔
間膜
腹膜後器官
背側

3種類の腹膜のうち, 1番イメージがしやすいのは臓側腹膜です. 消化器の表面をピターッと覆っている腹膜. つまり, 臓器側を覆っている腹膜だから, 臓側腹膜と呼ばれています. ウインナーの皮をイメージしてもらうといいか

なと思います．それに対して壁側，つまり腹壁の内面にピターッと貼りつく腹膜が壁側腹膜です．腹側・壁側の名前のルールについては，胸膜や心膜でも同じです．それを踏まえ，こんな問題が出題されます．

「壁側腹膜と臓側腹膜は連続している．○か×か」

この答えは○です．壁側腹膜と臓側腹膜は包む構造物の違いで名前が違うだけで，実際には連続しています．図を使って，両者が連続している部位を見てみましょう．臓側腹膜と壁側腹膜は，ここでつながっているんです．

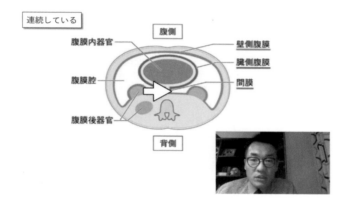

連続している

腹側

腹膜内器官　　壁側腹膜

臓側腹膜

腹膜腔　　　　間膜

腹膜後器官

背側

ちょうど図の灰色の線 [編集注⇒]．この部位が**間膜**です．また間膜は，部位によって名称が変わります．空腸・回腸につながる部分は**腸間膜**，肝臓と胃の間は**肝胃間膜**，同じく肝臓と十二指腸の間は**肝十二指腸間膜**といった具合です．つまり間膜は臓側腹膜と壁側腹膜の間の部位のことで，付着する構造物に関連する名称が付けられています．

また，臓側心膜と壁側心膜，臓側胸膜と壁側胸膜も連続しています．ですが，その領域はとても短いです．腹膜の場合は連続する部位が長いので間膜という名称がありますが，心膜と胸膜には間膜に相当する名称はありません．

では，ここまでをまとめましょう．

臓側腹膜．臓器の表面に張り付く，ソーセージの皮のような腹膜．
壁側腹膜．壁側，つまり腹壁の内側を覆っている腹膜．
間膜．壁側腹膜と臓側腹膜をつなぐ部位．

これらを踏まえたうえで，腹腔を矢状面から見てみましょう．腹部の臓器の
大半は，腹腔内にぶら下がっています．胃や空腸，回腸もぶら下がっていま
すね．ぶら下がっている臓器は，先ほど説明した間膜と連続しています．で
すが十二指腸や膵臓などの臓器はぶら下がっておらず．腹腔の後ろの壁にめ
り込んでいます．

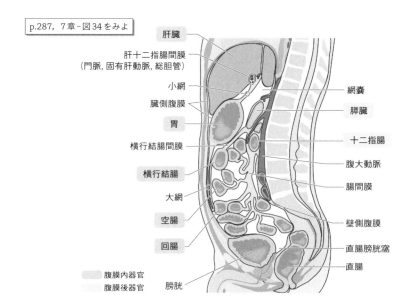

p.287，7章-図34をみよ

肝臓
肝十二指腸間膜
（門脈，固有肝動脈，総胆管）
小網
臓側腹膜
胃
横行結腸間膜
横行結腸
大網
空腸
回腸
腹膜内器官
腹膜後器官
膀胱

網嚢
膵臓
十二指腸
腹大動脈
腸間膜
壁側腹膜
直腸膀胱窩
直腸

壁側腹膜の後面，つまり腹腔の後壁に埋まってる臓器を**腹膜後器官**といいま
す．これに対し，腹腔の中にぶら下がっている器官が**腹膜内器官**です．少し
ややこしいでしょう？腹膜内器官と腹膜後器官の区別が苦手な学生さんが多
いのも，仕方ありません．

腹膜内器官と腹膜後器官を整理しよう

ではここで今日の消化器系を振り返りつつ，腹膜内器官と腹膜後器官について整理しましょう．

p.262，7章−図1を再び見よ

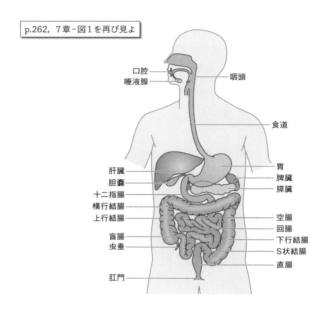

口腔
唾液腺
咽頭
食道
肝臓
胆嚢
十二指腸
横行結腸
上行結腸
盲腸
虫垂
肛門
胃
脾臓
膵臓
空腸
回腸
下行結腸
S状結腸
直腸

食道から続く胃はぶら下がっていますから，腹膜内器官です．ちなみに胃の形状は，教科書と実物はかなり違いますよ．実際には個人差が大きいです．かなり下方に位置している方もいらっしゃいます．以前にテレビのバラエティ番組で見た，某大食い女性タレントが目一杯食事した後の腹部画像は圧巻でした．腹腔の大半を胃が占めていたんです．あれにはビックリしました．そうでもなければ，あそこまで食べることはできませんよね．

ぶら下がっている胃に対し，十二指腸はガツンと腹腔の後壁にめり込みます．十二指腸のC字型の部位には，膵臓がはまり込んでいましたよね．十二指腸と膵臓は両方とも腹膜後器官です．

そして空腸・回腸は再び，ぶら下がって腹膜内器官．腸間膜でぶら下がっていましたよね．

大腸に入ると上行結腸は腹膜後器官，横行結腸は腹膜内器官，下行結腸は腹膜後器官と続きます．

p.276，7章-図21を見よ

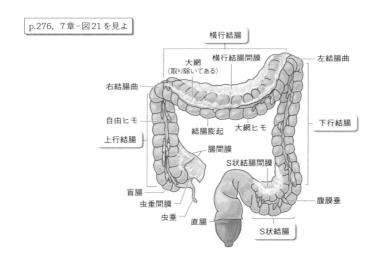

つまり上行結腸と下行結腸は腹腔の後壁にめり込んでいるのに対し，横行結腸は間膜によってぶら下がっているわけです．ちなみにその間膜の名前はそのまんま．横行結腸をぶら下げるから**横行結腸間膜**です．

みなさん，これまで多くの書籍で横行結腸の図を見てきたと思うのですが，真横一文字にシュッと描かれている本はありませんよね．だいたい少し，下方にたれるよう描かれています．これは横行結腸が腹膜内器官であることを，示しているわけです．

あとは消化器ではありませんが，泌尿器の構造も腹膜後器官です．つまり腎臓，副腎，尿管などですね．腹膜内器官と腹膜後器官．腹膜の定義を踏まえて，しっかりと理解していただきたいところです．

ということで，今回も一番最後に講義のおさらいをしましょう．

消化器系は，消化管と外分泌腺から構成されています．では，外分泌腺はどこにあったでしょうか．唾液腺以外にもいくつかありましたよね．消化管には要所要所に括約筋が存在していました．免疫器官もありましたよね．それぞれどこに，何があったのかを覚えてください．

あと重要なのは舌．味蕾がある舌乳頭は何でしたか？ そして舌の神経支配．12種類の脳神経のうち，4種類も分布していました．これは国家試験にも相当出ますので覚えてください．

食道は覚えることは少なめですが，3箇所の生理的狭窄部は押さえる．そして胃の構造は，とにかく全部覚える．G細胞からガストリンが分泌されてタンパク質が分解されるまでのプロセスも，説明できるようになってください．

今日の講義の中でも，特に重要だったのが十二指腸・膵臓・胆嚢・肝臓の関係性．構造だけではなく，機能と併せて理解しましょう．小腸・大腸も重要な点が多々ありました．

消化器系の知識を深めることは，内科疾患の理解にもつながります．どうしても学生のうちは，内科疾患の重要度に気づきにくい傾向があります．「整形外科の領域に進むから，内科の知識は必要ない」というわけにはいきません．実際，医療現場では整形外科疾患と内科疾患の両方を併せ持つ方は非常に多いです．ですので，しっかりと将来の臨床のために消化器系の見識を深めてください．というところで，今週の講義はここまでにしましょう．お疲れ様でした．

＜第2講終了＞

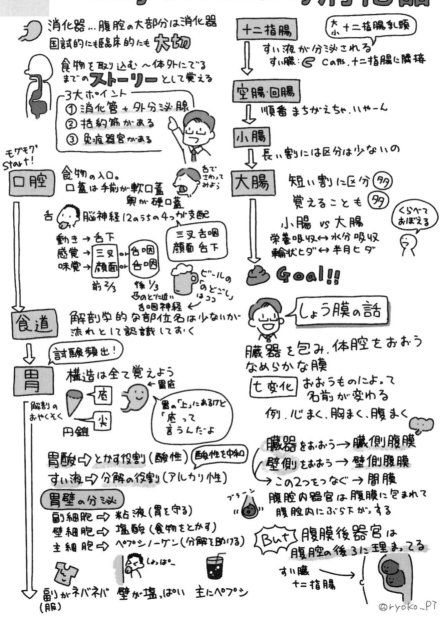

消化器…腹腔の大部分は消化器
国試的にも臨床的にも **大切**

食物を取り込む～体外にでる
までの **ストーリー** として覚える

3大ポイント
① 消化管 + 外分泌腺
② 括約筋がある
③ 免疫器官がある

モグモグ Start!

口腔
食物の入口。
口蓋は手前が軟口蓋
奥が硬口蓋
舌でさわってみよう

舌 脳神経12のうちの4つが支配

動き→舌下
感覚→三叉 舌咽
味覚→顔面 舌咽

三叉 舌咽
顔面 舌下

前2/3 後1/3
ビールののどごしはここ
舌咽神経

食道
解剖学的な部位名は少ないが
流れとして認識しておく

試験頻出!
胃
構造は全て覚えよう ←胃底
底
尖
円錐
胃の「上」にあるけど「底」って言うんだよ

解剖のおやくそく

胃酸 ⇒ とかす役割(酸性) 酸性を中和
すい液 ⇒ 分解の役割(アルカリ性)

胃壁の分泌
副細胞 ⇒ 粘液(胃を守る)
壁細胞 ⇒ 塩酸(食物をとかす)
主細胞 ⇒ ペプシノーゲン(分解を助ける)

副がネバネバ 壁が塩,ぱい 主たペプシン
(服) しょっぱー

十二指腸
大 小 十二指腸乳頭
すい液が分泌される
すい臓: Cの形。十二指腸に隣接

空腸・回腸
順番まちがえちゃいやーん

小腸
長い割には区分は少ないの

大腸
短い割に区分 多々
覚えることも 多々
くらべておぼえる

小腸 vs 大腸
栄養吸収 ↔ 水分吸収
輪状ヒダ ↔ 半月ヒダ

Goal!!

しょう膜の話

臓器を包み。体腔をおおう
なめらかな膜

七変化 おおうものによって
名前が変わる

例. 心まく、胸まく、腹まく

臓器をおおう → 臓側腹膜
壁側をおおう → 壁側腹膜
→ この2つをつなぐ → 間膜
腹腔内器官は腹膜に包まれて
腹腔内にぶら下がってる

プラーン

But 腹膜後器官は
腹腔の後ろに埋まってる

すい臓
十二指腸

@ryoko_PT

第3講

内分泌

"サイロキシンにカルシトニン，バゾプレッシン…なかなか覚えにくいホルモンを今回こそ徹底的に覚えましょう"

では今週も定刻になりましたので，はじめさせていただきます.

今回のテーマは，内分泌系です．実は内分泌の章立てをしていない解剖学書も多いのですが，テキストの『PT・OTビジュアルテキスト専門基礎 解剖学』では作りました．学習に悩む学生さんも多いですからね．あとホルモンの種類に関しても，臨床や国家試験を想定して必要度の高いものだけを記載しています．なので学習にも活用しやすいと思います.

ホルモンが苦手という学生の質問を受けていると，結局はホルモンというよりもカタカナ用語が苦手という人が多い気がします．だからホルモンだけではなく，消化酵素系も苦手なんですよね．アミラーゼとかペプシンとか，そういった点も整理しながら今回は講義をしたいと思います.

ホルモンとは

そもそも**ホルモン**って何なんだって話です．みなさん，説明できますか？

今朝，SNSで「今回は内分泌系の講義だと聞いて欠席しようと思ったら，ホルモンの講義なんですね」とのメッセージが届きました．内分泌系＝ホルモンなのですが，そこを知らない人もけっこういるんですよね．ではホルモンとは何なんでしょうか．ホルモンって臓器だと思っている人って，予想以上に多いんですよね.

どこの町でも，ホルモン焼き屋ってありますね．食べ物のホルモンの語源に，医学におけるホルモンを理解するポイントがあるんです.

「大阪で，もともと誰も食べなかった内臓を料理する文化が流行った．元々捨てていたものだから放るもん，それが変化してホルモンになった」という話を聞いたことがある人もいるかもしれませんが，それは俗説とされています.

一番有力だと考えられているのは，この話．「大阪のある洋食屋のご主人が，内臓を何とか料理にできないかと考えた．もともと内臓はホルモンによって活性化されているんだから，食べたら元気になるんじゃないか」ということでホルモンという名前が付けられたらしいんです．この洋食屋のご主人，非常に知的な方だったんじゃないかなと思います．ですが前者のイメージが強すぎるせいか，ホルモンは臓器だと思ってる人って意外にいるんですよね．もしかすると「放るもんだからホルモン」だと思い込み，間違えているのかもしれません．

ホルモンはどのくらい大きさかというと，目に見えないほどの小さい粒．臓器などの大きな塊が，ホルモンのわけがありません．今一度言いますが，ホルモン焼き屋のホルモンがホルモンじゃない．苦手な方はまずはそこから，スタートしたらいいんじゃないかなと思います．ホルモン焼き屋のホルモンじゃない．マ○シマム ザ ホ○モンのホルモンでもない．個人的にはマキ○マム ザ ○ルモンの方が，気分が活性化されるのでニュアンスとしては近いと気もしますが．ここまではいいですか．

そうそう，みなさん無事に卒業したら是非，わたしとホルモン焼き屋に行きましょう．わたしと行くと楽しいですよ．以前に近所のホルモン焼き屋で各部位の説明しまくってたら，周りのテーブルから苦情が来て出禁になったことがあります．わたしと行くと美味しいだけではなく，解剖学の勉強にもなりますので機会があれば行きましょうね．

ということで，ここからが本題．ホルモンとはなんぞや．ではテキストの289ページを見てください．**内分泌腺**と**外分泌腺**の違い，説明することができますか．

“物質を合成して放出すること分泌(ぶんぴつ)といい，分泌を行う器官を腺(せん)という．腺はその役割によって，以下の2つにわかれている．

内分泌腺：分泌物を血液に向かって分泌する腺．

外分泌腺：分泌物を体表につながる臓器の内腔に分泌する腺．”

（PT・OTビジュアルテキスト 専門基礎 解剖学，p289，羊土社，2018より引用）

今日の主題は内分泌系でした．これに対して**外分泌**という言葉が出てきました．少し自信がないなと思う人は，あとで復習しておいてください*．

改めてホルモンとは

内分泌腺は血液に分泌する腺，つまり血液の中に何かを出すわけです．当然ながら，分泌されるものはホルモンです．つまりホルモンは内分泌腺から血液中に出される分泌物のことです．血液の中を流れる小さな分泌物こそホルモン．だんだんとイメージがついてきたでしょうか．

ホルモンはあくまで化学物質です．もういいですよね．ホルモン焼き屋さんのホルモンとは，まったく違うんですよ．では，ホルモンを分泌する内分泌腺には，どういった種類があるのでしょうか．

“主な内分泌腺（内分泌器官）には下垂体，松果体(しょうかたい)，甲状腺，副甲状腺（上皮小体），膵臓，副腎，腎臓，性腺（生殖腺），消化管，心臓などがある．”

（前掲書，同ページより引用）

ということで，図1を見てみましょう．

* 第2講消化器p66参照．

p290，8章-図1を見よ

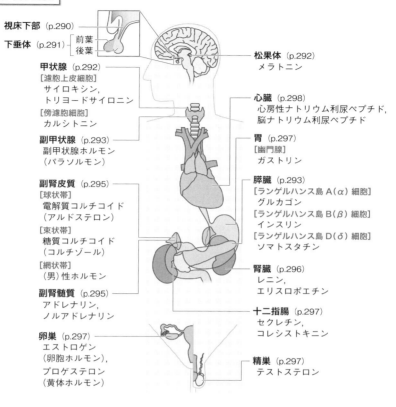

視床下部（p.290）

下垂体（p.291）━前葉
　　　　　　　　後葉

松果体（p.292）
　メラトニン

甲状腺（p.292）
［濾胞上皮細胞］
　サイロキシン，
　トリヨードサイロニン
［傍濾胞細胞］
　カルシトニン

心臓（p.298）
　心房性ナトリウム利尿ペプチド，
　脳ナトリウム利尿ペプチド

副甲状腺（p.293）
　副甲状腺ホルモン
　（パラソルモン）

胃（p.297）
［幽門腺］
　ガストリン

副腎皮質（p.295）
［球状帯］
　電解質コルチコイド
　（アルドステロン）
［束状帯］
　糖質コルチコイド
　（コルチゾール）
［網状帯］
　（男）性ホルモン

膵臓（p.293）
［ランゲルハンス島A（α）細胞］
　グルカゴン
［ランゲルハンス島B（β）細胞］
　インスリン
［ランゲルハンス島D（δ）細胞］
　ソマトスタチン

腎臓（p.296）
　レニン，
　エリスロポエチン

副腎髄質（p.295）
　アドレナリン，
　ノルアドレナリン

十二指腸（p.297）
　セクレチン，
　コレシストキニン

卵巣（p.297）
　エストロゲン
　（卵胞ホルモン），
　プロゲステロン
　（黄体ホルモン）

精巣（p.297）
　テストステロン

主要な内分泌器官と分泌される物質の一覧です．今日は全部，講義しますよ．

ホルモンは賢い

ということで次に覚えるのは，**標的細胞**と**標的器官**です．ホルモンは血管に分泌されたのちに，血液の中を流れていくという話をしましたね．血管は枝分かれをしつつ，末梢へと向かっていきます．その過程で手前から順に，A・B・Cという器官があったとしましょう．血液であれば当然，A・B・Cの順で流入します．ですがホルモンは違う．例えばCに標的細胞をもつホルモンであれば，AとBは無視してCだけ入って働くんです．ホルモンって，すご

く賢いでしょう？

例えば副腎皮質に働くホルモンであれば，副腎皮質だけに作用します．胃に働くホルモンであれば，ターゲットは胃のみです．ということでホルモンは，その種類によって標的細胞が決まっています．そして，標的細胞が集まっている部位を標的器官というわけです．ここまでを踏まえ，ホルモンの学習のポイントを説明したいと思います．

ホルモンの学習のポイント

では，ホルモンの学習のポイントの話をしましょう．まず，頑張ってカタカナを覚える．少し力技な話ですが，ここは頑張るしかないですね．そのうえでどこから分泌されるか，つまり分泌器官はどこなのか．そして，その対象となる標的器官はどこなのか．それらを踏まえたうえで，ホルモンの作用を覚えることが重要です．

学生さんで多いのは分泌器官と作用は覚えるけど，標的器官を覚えていないケース．確かに，標的器官の覚え方は少しクセがあります．サイロキシンのように，ほぼ全身が標的器官というホルモンもあるので．ですが基本的にはちゃんと，分泌器官・標的器官・ホルモンの名称と作用をセットで覚えていかなればいけません．

真のボスは視床下部

分泌器官の1つ目は**視床下部**. 290ページを読みますよ.

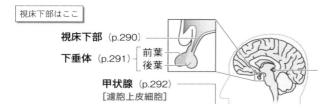

視床下部はここ

視床下部 (p.290)

下垂体 (p.291) ─ 前葉 / 後葉

甲状腺 (p.292)
［濾胞上皮細胞］

> "第三脳室の側壁の一部と底をなす小さな核群で, 全身の自律神経を調整する重要な中枢である. 以下の6種のホルモンを分泌する (6種すべてが下垂体前葉に作用し, 名称どおりの働きをする).
> ①副腎皮質刺激ホルモン放出ホルモン
> ②甲状腺刺激ホルモン放出ホルモン
> ③成長ホルモン放出ホルモン
> ④成長ホルモン抑制ホルモン
> ⑤プロラクチン抑制ホルモン
> ⑥黄体形成ホルモン放出ホルモン"

(前掲書, p290より引用)

いま言った6種が, 視床下部から放出されるホルモンです. 最終学年のみなさん, これ聞き覚えありますか? たぶん, あまりないと思います. 実は視床下部のホルモンは, コメディカルの国家試験にはあまり出題されません. 過去問に出ていたとしても, 出題率はきわめて低いはずです. これはあくまでわたしの推測ですが, きっと視床下部のホルモンって問題にしにくいのではないかと思います. なぜかというと, その名前. 副腎皮質刺激ホルモン放出ホルモン, 甲状腺刺激ホルモン放出ホルモン, 成長ホルモン放出ホルモン, 成長ホルモン抑制ホルモンのように「〜ホルモン〜ホルモン」という名前が付くのは視床下部のホルモンだけ. だから, 問題にしにくいのではないかな

と考えています.

では視床下部のホルモンの作用を,名称を分解しながら考えてみましょう.
副腎皮質刺激ホルモン放出ホルモンは「『副腎皮質を刺激するホルモン』を放
出するホルモン」ですよね.

甲状腺刺激ホルモン放出ホルモンは,「『甲状腺を刺激するホルモン』を抑制
するホルモン」です.

これらは下垂体前葉に働くホルモンで,副腎皮質を刺激するホルモンや甲状
腺を刺激するホルモンを分泌させる働きをもちます.この作用によって副腎
皮質からは糖質コルチコイドなどが,甲状腺からはサイロキシンなどが分泌
されるわけです.

こうやって見ると,下垂体前葉が全身の内分泌腺を支配しているように見え
ますよね.でも,実際にはそうではありません.下垂体前葉をさらに支配す
るボスに相当するのが,視床下部なんです.

内分泌系の総合中枢は?

どうしても国家試験勉強をすると,内分泌系の総合中枢は下垂体だと思って
しまいがちです.下垂体前葉はいろんな部位を刺激するホルモンを出すうえ
に,出題率が高い.それに対して視床下部は出題率が低いんですよね.だか
らつい,下垂体がボスかと思っちゃう.そうじゃなくって,視床下部が真の
ボスなんですよ.裏ボスです.

例えばわたしが標的器官だとしましょう.そこに町田刺激ホルモンが流れて
きます.町田刺激ホルモンが町田を刺激した結果,町田ホルモンが出ます.
町田ホルモンってなんだか,美味しい焼肉屋さんの名前みたいになっちゃい
ましたけど.ということで,町田刺激ホルモンが町田ホルモンを出させるわ

けです．では，町田刺激ホルモン放出ホルモンとは何か．つまり町田刺激ホルモンを放出させるホルモンということです．ホルモンを放出させるホルモンを分泌する視床下部が，内分泌系の総合中枢だと覚えてください．

過去問を解くと視床下部の存在を忘れてしまうという矛盾，気をつけてください．あと視床下部については，こんな問われ方もします．

「自律神経を調整する最高中枢は視床下部である．○か×か」

答えは○です．この問題に「下垂体じゃないの？」と覚えてしまいがちです．下垂体と比べ，視床下部の出題率は低いです．ですが国家試験の出題率が，臨床的な重要性と比例しているわけではありません．ただ下垂体が問題にしやすいだけです．まずは視床下部の役割をしっかりと覚えたうえで，下垂体の話に進みましょう．

下垂体は何かと出てくる

次は**下垂体**です．下垂体はとにかく大事．出題率も極めて高い部位です．わたしは各医療職の国家試験問題を解いてますが，下垂体が出題されない職種はありません．

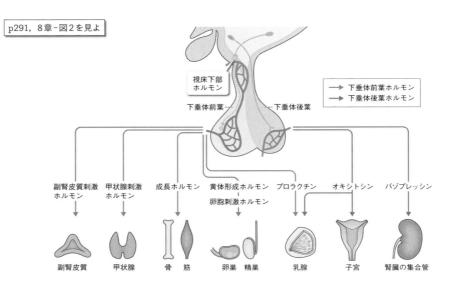

下垂体前葉は腺下垂体，**下垂体後葉**は神経下垂体とも呼ばれます．柔道整復師，鍼灸師の学生さんは特に気をつけてください．理学療法士，作業療法士よりも，この違いについて国家試験で問われる頻度が高いです．もちろん理学療法士，作業療法士を目指す学生さんもしっかりと理解しましょう．

下垂体前葉＝腺下垂体

では下垂体前葉から解説します．**腺下垂体**とも呼ばれる部位です．下垂体前葉は以下の6種類のホルモンを分泌します．1つずつ，説明しますね．

> "副腎皮質刺激ホルモン：副腎皮質を刺激し，糖質コルチコイドと副腎アンドロゲンの合成と分泌を促進する．"
>
> （前掲書，p291より引用）

視床下部から分泌される副腎皮質刺激ホルモン放出ホルモンを受け，副腎皮質刺激ホルモンを分泌します．副腎皮質ホルモンについては，副腎皮質の項目で説明しますね．

> "甲状腺刺激ホルモン：甲状腺を刺激し，甲状腺ホルモンの合成と分泌を促
>   進する."

これも先ほどと同様．視床下部の甲状腺刺激ホルモン放出ホルモンを受け，分泌されるホルモンです．この働きによって，甲状腺からホルモンが出るわけです．

> "成長ホルモン：骨をはじめとする全身の組織の成長促進やタンパク質の同
>   化，血糖上昇などの作用をもつ."

> "プロラクチン：妊娠中に次第に分泌量が増加し，乳腺上皮細胞を増殖させ
>   て乳汁の産生を促進する."

> "黄体形成ホルモン：女性に対しては排卵を促し，排卵後の卵胞に作用して
>   黄体を形成する．男性に対しては精巣に作用し，テストステロンの分泌を
>   促進する．

> "卵胞刺激ホルモン：女性に対しては卵胞の発育を促す．男性に対しては精
>   子形成を促す"

（前掲書，p291，292より引用）

以上です．ホルモンの作用は当然ながら，生命の恒常性を保つために働くものが多いです．あと，発育や生殖系に関与するホルモンも多々あります．男性・女性，それぞれ特有の作用も覚えましょう．

下垂体前葉の成長ホルモン

成長ホルモンはその名の通り，成長にかかわっています．トレーニングが好きな人は，大好きなホルモンですよね．ちなみにわたし，画面上ではサイズ感がわからないかもしれませんが，けっこうでかいんです．185.5cmくらいはあるんですよ．最近，初対面の方に「パソコンの画面で見るより大きいんですね」と言われることが多く，なんだか動物園の動物の気持ちがわかった気がします．

さぁ，ここで質問をしたいと思います．みなさん，心の中で答えてくださいね．成長ホルモンが骨端線閉鎖前に過剰に分泌された場合，**巨人症**になります．では，

「町田先生は巨人症である．○か×か」

うーん，答えは×です．わたしはちょっと，成長ホルモンが出過ぎただけです．毎年，何名かは○と答えるんですが，巨人症ではありません．

ちなみに若年期の骨端線閉鎖前に成長ホルモンが過剰に分泌されれば巨人症ですが，閉鎖後なら**末端肥大症**になります．テキストの298ページ，ホルモンの項目の最後に，ホルモンの分泌異常によって起こる疾患の一覧を作りました．分泌亢進・低下で起こる疾患は重要なので，後で確認しておいてください．

プロラクチンは町田的には天空の城

プロラクチンは，乳汁の分泌にかかわるホルモンです．わたしには３人の子供がいますが，子供ができる前からずっとプロラクチンについて講義してきました．ですが妻が妊娠するまで，その重要性と存在を感じることはありませんでした．出産後，妻が乳汁が出るようになるのを見て，やっとプロラクチンの存在を実感しました．もうね，○ピュタを初めて見たパ○ーの気持ちですよ．「すごいや！プロラクチンは本当にあったんだ！」と思わず言ってしまいました．

先ほども言いましたが，ホルモンには生殖にかかわるものも多いです．しっかり押さえてくださいね．

下垂体後葉＝神経下垂体

下垂体後葉は第三脳室の延長線上の構造であるため，**神経下垂体**とも呼ばれています．普通，ホルモンの分泌は腺細胞から血管内に向かって行われます．ですが下垂体後葉では神経細胞から直接，分泌を行っています．この過程は**神経内分泌**と呼ばれています．また，下垂体後葉は**漏斗**という部位によって**視床下部**とも結ばれています．重要な部位なので，しっかりと覚えてください．

つまり，第三脳室の延長線上の構造が下垂体後葉なんです．だから，神経下垂体と呼ばれるわけですね．この図も大事なので，覚えてください．

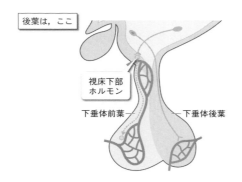

後葉は，ここ

視床下部
ホルモン

下垂体前葉 ——   —— 下垂体後葉

いいですか．腺下垂体と神経下垂体，「前が腺，後ろが神経」だけで覚えようとしてもわからなくなってしまいます．漢字で勝負したらダメですよ．ちゃんと正しい構造を通じて，理解してください．

下垂体後葉は「後ろにオバさん」

では，下垂体後葉のホルモンについて説明しましょう．以下の2種類があります．

　"バゾプレッシン（**抗利尿ホルモン**）：血漿の浸透圧の上昇や，血圧の低下によって分泌が促進される．腎臓の集合管に作用して水の再吸収を促進し，尿量を減少させる（血管平滑筋を収縮させる作用もあるが，バゾプレッシンの生理的濃度ではこの作用は働かない）．
　オキシトシン：以下の2つの作用をもつ．
　　　①分娩時の子宮筋収縮作用　分娩時に分泌が増加して分泌促進し，胎
　　　　　　　　　　　　　　　　児娩出後の子宮収縮を促進する．
　　　②授乳時の乳汁射出作用　乳児が乳頭を吸引する際に分泌が増加し，
　　　　　　　　　　　　　　　射乳を促す．"

（前掲書，p292より引用）

まずは**オキシトシン**．これは生殖にかかわるホルモンです．下垂体前葉のプロラクチンと混同しないよう，整理して覚えましょうね．そして肝心なのが**バゾプレッシン**．こちらには**抗利尿ホルモン**という別名もあります．これはやむを得ないと思って，2つ覚えなくてはいけません．

では，抗利尿ホルモンの「利尿」とは何でしょう．利尿というのは「おしっこがよく出る」という意味です．ということは「抗利尿」は「利尿に抗する」わけだから，おしっこを出さないということです．では，尿を抗すると何が起こるのか．この点を理解するためには，泌尿器系の機能を理解しなくてはいけません．

泌尿器系は，尿の生成と排泄を行う器官です．わたしたちは尿を出すことによって不要・有害な物質を体外に排泄したり，循環血液量の調整を行なっています．なので腎臓の機能が低下して**腎不全**になってしまうと，人工透析か腎移植をしなければなりません．特に，泌尿器は血圧のコントールにかかわっているという点は非常に重要です．ということでバゾプレッシンは尿を抗する結果として尿量を減少させ，血圧を上昇させる働きをもっています．

下垂体後葉のホルモンは2種類しかありません．オキシトシンとバゾプレッシンのみです．この2つは本当によく，国家試験に出ます．x2問題ってみなさん，知ってますか？選択肢の中から答えを2つ選ばなきゃいけない問題です．下垂体後葉のホルモンは2つしかないから，X2問題として出題される頻度が高いわけです．下垂体前葉と後葉のホルモンを混ぜて2つ選ばせる問題は，過去に何回も出題されています．しかも，正答率もちょっと低め．

そんなわけで，じゃあどうやって覚えるか，です．

「は！後ろを振り向いたら，オバさんが！」

後ろを振り向いたらオバさん...

後がオ・バさん..

後葉がオキシトシンとバゾプレッシン．

というふうにわたしは未だに覚えています．これ幸いなことに，国家試験に
出題されるホルモンのなかで「オ」で始まるものと「バ」から始まるものは，
オキシトシンとバゾプレッシンしかありません．あくまで国家試験に出るも
のに関しては，ね．

あと，おしっこを抗する抗利尿ホルモンは，分泌が低下すると大変です．お
しっこを抗せないわけだから，まるでダムが崩れたのように尿が出る．これ
を尿崩症といいます．疾患についてもしっかり覚えてください．

松果体

では，松果体ですね．まずテキストを読みましょう．

> "第三脳室の後壁に位置する器官で，メラトニンを分泌する．メラトニンは
> 網膜に光刺激が入る昼間に分泌が抑制され，光が入らない夜間に分泌が促
> 進するホルモンである．体内のさまざまな機能を，1日の明暗のサイクル
> に合わせる役割を持つ（概日リズム，またはサーカディアンリズムとい
> う）．"

(前掲書，p292より引用)

概日リズムもしくはサーカディアンリズムも，よく国家試験に出ますね．メラトニンは，1日の明暗のサイクルを作る役割をもっています．みなさん，夜はぐっすり眠れていますか？寝る間際までスマホをいじる人は，気をつけてくださいね．メラトニンは光刺激によって分泌が抑制されるホルモンです．なのでスマホのディスプレイの光刺激によって，概日リズムに悪影響をきたす事例も多いらしいです．まぁわたしは寝る間際までにスマホをいじっても，よく寝れちゃうんですけどね．睡眠の質が低いという人は，試してくださいね．

副甲状腺はどこに？

甲状腺と副甲状腺は，名称が1文字違いです．わたしの講義を何回も聞いている人はわかると思いますが，国家試験では1文字違いの単語を入れ替える問題がめちゃくちゃ多いです．

あと，甲状腺と副甲状腺の位置関係も要注意です．では，テキストの292ページを読みましょうか．

> "甲状腺は気管の上方の前面に位置する器官で，蝶のような形状をしている．また，その裏面の両側上下に副甲状腺がある．"
>
> (前掲書，p292より引用)

ということで，甲状腺は気管のすぐ前方に位置しています．甲状軟骨，つまりノドボトケのすぐ真下です．そしてわかりにくいのが，副甲状腺の位置．甲状腺の位置はわかっても，副甲状腺はわかりにくい．ではみなさんのために，わたしの体を犠牲にして教えましょう．ではまず，気管の前方にある甲状腺を，ビシーっとむしります．

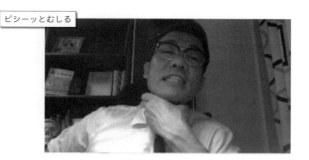

ビシーッとむしる

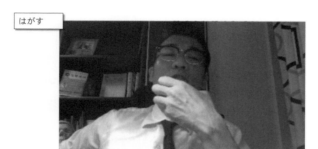

はがす

はがして裏側から見ると，上下・左右に合計4つ，米粒大の副甲状腺が付着しています.

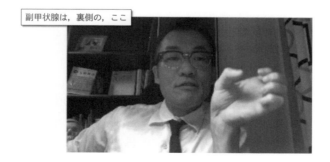

副甲状腺は，裏側の，ここ

副甲状腺は合計4つ．あ，特に位置に対応する名称はありません．「左上甲状腺」なんて言わないですよ．ということで副甲状腺は，甲状腺の裏側．密接な位置関係ですよね．実は密接なのは，位置だけじゃない．機能も密接です.

ここ，大事なポイントです．

じゃあ甲状腺のホルモンは……と言いたいところですが，講義時間もちょうど真ん中になったので休憩しましょう．軽く背伸びをしたら，すぐ後半戦に入りますよ．

◆　　◆　　◆

甲状腺ホルモンはいろいろ特殊

では，甲状腺から分泌されるホルモンを見てみましょう．**甲状腺ホルモン**と**カルシトニン**です．

「えっ，甲状腺のホルモンが甲状腺ホルモンとカルシトニンってどういうこと？カルシトニンは甲状腺ホルモンじゃないの？」と思うかもしれませんが，これには理由があります．

甲状腺ホルモンと言われたらカルシトニンではなく，サイロキシンとトリヨードサイロニンを意味しています．なぜと言われても，そういうものだと思ってください．次を読みましょう．

"甲状腺ホルモンにはサイロキシン（細胞外から取り込んだヨウ素が4つ結合したもの）とトリヨードサイロニン（ヨウ素が3つ結合したもの）がある．いずれも標的組織が非常に広範で，ほぼすべての臓器と組織に作用する．"

（前掲書，p292より引用）

実は甲状腺ホルモンは，ちょっと特殊なんです．多くのホルモンは標的器官がピンポイントなのに対し，甲状腺ホルモンは非常に広いんです．だからほぼ全身に働きます．では，作用を読みます．

> "①熱産生に対する作用：全身ほぼすべての代謝を亢進させ，熱産生量を増加させる．
>
> ②成長・発育に対する作用：心身の正常な発育と成長に関与する．
>
> ③糖・コレステロールに対する作用：腸管における糖の吸収を促進する
>
> ④神経系に対する作用：思考の回転を上げ，被刺激性（周囲からの刺激に反応して興奮する性質）を上昇させる．
>
> ⑤筋に対する作用：筋タンパク質の分解を促進する．
>
> ⑥心臓に対する作用：心臓のβ受容体の数と親和性を上昇させ，カテコールアミンに対する感受性を高める．"
>
> （前掲書，p292・293より引用）

というようにサイロキシンとトリヨードサイロニンは，ほぼ全身に作用するんです．「あれ？サイロキシンとトリヨードサイロニンの作用の違いは？」と思うかもしれませんが，基本的には両方ともほぼ同様と覚えていただいてけっこうです．2つの違いは，ヨウ素の結合してる数です．ヨウ素が4つ結合したものが**サイロキシン**で，3つ結合したものが**トリヨードサイロニン**．厳密に言えば少し役割は違うのですが，まずはセットで覚えてください．ちなみに国家試験的には，サイロキシンとして出題されることが多いと思います．トリヨードサイロニンという表記で出ることは，少ないかな．あと甲状腺ホルモンの内分泌異常は覚えましょう．亢進すると**Basedow病**（バセドゥ）で，低下すると小児なら**クレチン症**，成人なら**橋本病**と**粘液水腫**です．

ということで次はカルシトニンなんですが，これはちょっと置いておきましょう．先に副甲状腺の話をします．

別名が多い副甲状腺ホルモン

副甲状腺は別名，**上皮小体**とも呼ばれます．

p294，図 カルシウム代謝とホルモンによる調整 を見よ

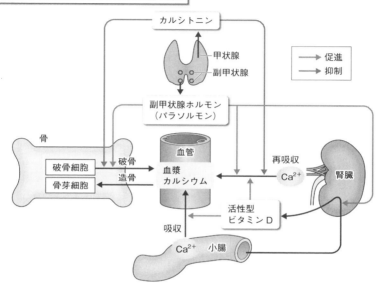

なので副甲状腺から分泌物されるホルモンは**副甲状腺ホルモン**とも言います
し，**上皮小体ホルモン**とも言います．実はさらに増えて**パラソルモン**という
名称もあります．で，パラソルモンは**パラトルモン**と記載される場合もある
……4種類も呼び名があるのんですが，これもしょうがないですよね．パラ
ソルモンもパラトルモンも同じ，上皮小体ホルモンも副甲状腺ホルモンもこ
れまた同じ．ただ国家試験では，年度によって呼び方が変わるので気をつけ
てください．

副甲状腺ホルモンは，甲状腺から分泌されるカルシトニンと拮抗した作用を
持っています．

カルシトニンは甲状腺の**傍濾胞細胞**（ぼうろほうさいぼう）から分泌されます．傍は訓読みで傍ら（かたわ）と読みますよね．つまり傍濾胞細胞は，濾胞（ろほう）という袋状の組織の傍らにある細胞という意味なんです．

では次に，先ほど飛ばしていたカルシトニンの説明を読みますね．

> "①破骨細胞の活性を低下させ，骨吸収を抑制する．
> ②腎臓に作用し，Ca²⁺（カルシウム）を尿中へ排泄することによって血漿 Ca²⁺ 濃度を低下 させる．"

$$Ca^{2+}$$

（前掲書，p293より引用）

次は**副甲状腺ホルモン**です．

> "①破骨細胞の活性を上昇させ，骨吸収を促進させる．
> ②腎臓に作用して Ca²⁺（カルシウム）再吸収を増加させ，血漿 Ca²⁺ 濃度を上昇させる．"

（前掲書，p293より引用）

ということでこの2つのホルモン，作用の説明文が似てますよね．破骨細胞の活性やら，血漿カルシウム濃度の上げ下げやら．つまりこの2つのホルモンは，対になって働いています．

ところでみなさん，骨にはどんな役割があったでしょうか？ 骨格の形成や臓器の保護などがありましたよね．あと，全身の99％のカルシウムを貯蔵するという役割ももっています．

循環する血液中に含まれるカルシウムの量を，**血漿カルシウム濃度**と言います．カルシトニンと副甲状腺ホルモンは，この血漿カルシウム濃度を調整する働きをもっています．

財布の中身と血漿カルシウム濃度

みなさん，財布の中にいくら入っていたら安心しますか．友達から「学校の帰りにファストフードに寄ろうよ」と言われても，200円しか入っていなかったら辛いですね．逆に来月の家賃と生活費の15万円，全部持って遊びに行くのも怖いじゃないですか．どうでしょう．財布の中は3,000円くらいあったら，ちょうどいいですよね．多すぎても，少なすぎても困る．じゃあ財布の中身が多すぎたり少なすぎたりする場合は，わたしたちはどうしますか？ATMに行きますよね．ATMに行ってお金の出し入れをして，財布の中身を3,000円くらいに保とうとします．

もう気づいていると思いますが，財布の中のお金は血漿カルシウム濃度のたとえです．ではATMは？カルシウムを貯蔵する役割を持っているのは骨です．わたしたちは血漿カルシウム濃度が高ければカルシウムを骨に預け，足りなくなったら骨から引出します．それが**造骨・破骨**という工程です．

ではどうやって，骨の中にカルシウムを出し入れしているのか．当然，このときに働くのがホルモンです．血漿カルシウム濃度が上昇するとカルシトニンは分泌され，破骨を抑制して骨にカルシウムを貯蔵します．逆に，血漿カルシウム濃度が低下すると副甲状腺ホルモンが分泌され，破骨を促進して骨からカルシウムを取り出します．つまり，**骨はカルシウムのATM**なんです．そして，ATMに出し入れの指令をしているのが，カルシトニンと副甲状腺ホルモン．もう一度，図を見ながら整理しましょう．

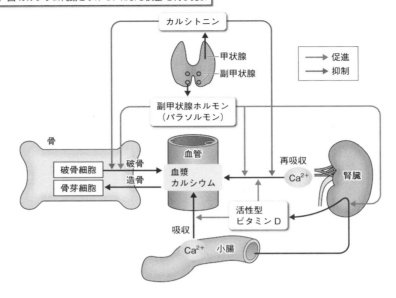

p294，図 カルシウム代謝とホルモンによる調整 を再び見よ

カルシトニンは破骨を抑制します．それによって骨の中にカルシウムを貯蔵する．だから血漿カルシウム濃度が下がります．

副甲状腺ホルモン，つまりパラトルモンは破骨を促進するので，骨からカルシウムを取り出す．つまり，血漿カルシウム濃度を上げているという解釈になるわけです．

血漿カルシウム濃度とATMの関係性，理解できましたか？ あと問題はカルシトニンとパラトルモン，破骨細胞の抑制をするのがどっちなのか．これ，わからなくなってしまう人が多いです．しかもやはりここは，国家試験のポイントとしても重要です．

まずはカルシトニン．いかにもなんか，骨を強くしそうでしょう？ そんなことない？ だから破骨を抑制して，骨にカルシウムを貯蔵するわけです．

そしてパラトルモン．こちらは骨からカルシウムを取り出します．だから，

「骨からカルシウムを取るもん．　」

骨からカルシウムをトルもん，カルシウムをトルモン．．．　パラ．．　トルモン．．．
パラトルモン．と，わたしはこうやって覚えています．

まぁ，覚えれば何でもいいと思うんです．あと血漿カルシウム濃度の調整に
は，排尿や腸管から再吸収もかかわっています．まず今日はカルシトニンと
パラトルモンの関係性に重点を置きましたが，図を見ながらその点も理解し
ておきましょう．

2種類の分泌腺を持つ臓器，膵臓

膵臓から分泌されるホルモンは，あまりに有名ですよね．**インスリン，グル
カゴン，ソマトスタチン**の3種類．いずれも血糖値を調整する役割を持って
います．

血糖値を低下させるのが**インスリン**．
血糖値の上昇させるのが**グルカゴン**．
両者の分泌を抑制するのが**ソマトスタチン**です．

当然ながら，ホルモンを分泌するのは内分泌腺ですよね．ですが消化器編で
も説明しました*が，膵臓は膵液を分泌する器官です．つまり，外分泌腺も
持っているんです．内分泌にも外分泌にも働く臓器，それが膵臓です．

各ホルモンを分泌する細胞も押さえましょう．インスリンは膵臓のB細胞，
グルカゴンはA細胞．スマトスタチンはD細胞から分泌されます．また各細
胞はB細胞はβ細胞，A細胞はα細胞，D細胞はδ細胞と記載される場合が

---

*　第2講消化器 p89参照

多いです．これ，ギリシャ文字の読み方ですよね．αとβは読めるけど，δが読めない人が多いですよね．メロンもしくは爆弾に毛が生えたような記号なんだっけ？となりやすいですが，これは「デルタ」です．読み方も気をつけましょう．

副腎の皮質と髄質には要注意

副腎は腎臓の上方にある器官で外側が**副腎皮質**，内側が**副腎髄質**によって構成されています．まず大前提として副腎は腎臓の真上にありますが，機能的な関係性はありません．副腎皮質から分泌されるアルドステロンは確かに排尿に関係していますが，他は関係のない作用ばかりです．位置や名前からしても，普通は関係すると思っちゃいますよね．まず，副腎のホルモンは排尿には関係しないという前提からスタートしましょう．

副腎の構造のうち副腎皮質は外側，副腎髄質は内側にある構造物です．ですが発生学的には副腎皮質は中胚葉，副腎髄質は外胚葉に由来しています．普通に考えれば逆ですよね．副腎皮質が外胚葉で副腎髄質が中胚葉だったら，まだわかりますけど．では，なぜ副腎髄質は外胚葉由来なんでしょうか．消化器編でも説明しましたが，外胚葉からは皮膚や神経，感覚器の主要部が起こります．実は副腎皮質は本質的には，交感神経の節後ニューロンが変化したものなんです．交感神経のカタマリだから外胚葉由来だと覚えてください．

アイドルグループとカテコールアミン

副腎髄質が分泌するホルモンは，**カテコールアミン**です．ではカテコールアミンとは，何なんでしょうか？カテコールアミンは85％が**アドレナリン**，15％が**ノルアドレナリン**，あと少量の**ドーパミン**によって構成されています．

ところでみなさん，好きなスポーツはありますか？ちなみにわたしは，格闘技をするのも見るのも大好きです．好きなスポーツを見ると「うおーす

げーっ！」って，テンション上がりますよね．そういうとき，何と言います
か？

「うわー！ すげーアドレナリンが出る！」

って表現しますよね．別にサッカーでもバスケでも，好きなスポーツを見た
ときに，「うわー！すげーカテコールアミンが出てる！」という人はまず，い
ませんよね．本当はアドレナリンはカテコールアミンの一部だから，言葉と
しては問題ないはず．アドレナリンという言葉は，カテコールアミンと比べ
て有名すぎる．だから言わないのだと思います．

カテコールアミンと言われてピンとこない人が多い．ですが今日からは，しっ
かりと覚えてくださいね．アドレナリンはあくまで，カテコールアミンの一
部です．アイドルのグループにも，似た現象が起こりますよね．センターの
〇〇ちゃんは知ってるけど，グループ名が出てこない．こんなことありませ
んか？ アドレナリンちゃんはセンター．グループ名がカテコールアミン．ち
なみにセンターのアドレナリンには，**エピネフリン**という別名もあります．
ね，本当にアイドルグループみたいでしょ？

副腎皮質のホルモンは生命維持にかかわる

副腎皮質は表層から順に，3層から構成されます．ではテキストを読みましょ
う．

> "中胚葉由来の臓器で，生命維持のためには不可欠な内分泌腺である．表層
> から順に球状帯・束状帯・網状帯の3層に分かれ，各層からは以下の
> ホルモンが分泌される．"
>
> (前掲書，p293より引用)

球状帯から**電解質コルチコイド**が分泌されます．**鉱質コルチコイド**とも呼ば

れますね．電解質コルチコイドは数種あるのですが，その中で最も重要なのはアルドステロンです．アルドステロンの機能については腎臓のホルモンと一緒に説明したほうがいいので，後でします．

束状帯・網状帯から分泌されるのが**糖質コルチコイド**です．こちらも数種類あって，一番働くのが**コルチゾール**．**コルチゾル**と書かれる場合もあります．コルチゾールは甲状腺ホルモン同様，標的細胞がほぼ全身にあります．そのため，作用のバリエーションがとても豊富です．**糖新生**や**抗炎症作用**，**許容作用** * や**中枢神経に対する作用**など．いずれも生命の維持にかかわるものばかりです．

最後は網状帯から分泌される**副腎アンドロゲン**．いわゆる**男性ホルモン**です．男性ホルモンという名称ではありますが，女性の場合には体毛の成長に関与し，男性ではほとんど意味をなしません．

今日の本丸，腎臓

今日の本丸とも言える腎臓．分泌されるホルモンは**レニン**と**エリスロポエチン**です．レニンは糸球体の**傍糸球体装置**という部位から分泌されています．

傍糸球体装置と同様，「傍」が名前に付く細胞がありましたよね．甲状腺の傍濾胞細胞．濾胞という部位の傍らにある細胞で，カルシトニンを分泌する内分泌腺でした．傍糸球体装置は，糸球体の傍らに存在する部位です．そこからレニンが分泌されるわけです．ちなみにレニンは厳密に言えば糖タンパク質ですが，今回はホルモンとして扱います．

レニンと言えば，**レニン−アンギオテンシン−アルドステロン系**は外せません．頭文字を取って，**RAA系**とも記載されます．聞いたことあるけど見て見ぬ振りをしてきた人も，多いのではないかな？ 今日は極力，わかりやすく説

＊ カテコールアミンやインスリン，グルカゴンなどの作用を増強させる働き．

明します．今度こそ，覚えきってしまいましょう．

非常に作用の過程が長いんですが，まずは最初と最後だけ見ましょう．RAA系の一連の働きは血圧の低下から始まり，そして血圧の上昇で終わっています．

p296，図レニン−アンギオテンシン−アルドステロン系による血圧の調整 を見よ

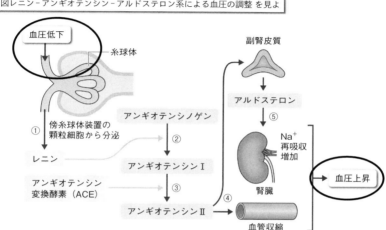

いいですか，以前にも言ったかもしれませんが，これがまさに生理学なんですよ．生理学はそもそも，真ん中が大好きな学問です．上がったら下げる，下がったら上げる，もしくは真ん中を保つ*．

血圧が上がったときに起こるのは，下げようとする反応ですね．
血圧が下がったときに起こるのは，上げようとする反応ですね．

ではRAA系では，どうやって血圧を上げるのか．血圧の公式をまず押さえましょう．

---

* 第1講呼吸器 p15参照

血圧＝心拍出量×末梢血管抵抗

心拍出量＝１回拍出量×心拍数

ポイントは掛け算になっている点です．掛け算だからどの値が上昇しても血圧は上昇し，低下しても血圧は下がります．

ではちょっと，例え話をしましょう．蛇口にホースが付いていて，少し離れたところに花が咲いている．そこに水をまきたい場合，どうしますか？

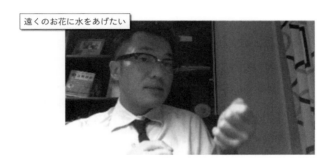

遠くのお花に水をあげたい

やり方は２つあります．１つは蛇口をひねる．水の量を増やせばいいですよね．

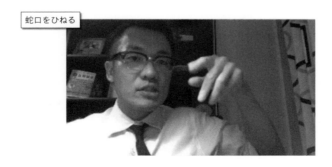

蛇口をひねる

もう１つはホースをつまむ．ギュッとすれば，水の勢いは増しますよね．

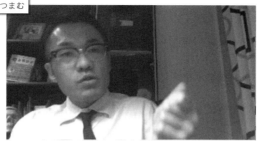
ホースをつまむ

蛇口を捻るということは心臓から出す血液量を増やす，つまり心拍出量を増加させるということです．またホースをつまむというのは，末梢血管抵抗を上げるということですね．あと心拍出量には，全身の血液循環量も関与しています．心臓に入る血液量が増えれば，出る量も増えるので．ちなみに全身の血液の量は，全身の水分の量と関係しています．

さぁここまでを踏まえて問題です．

「血圧にかかわる要素のうち，一番簡単にコントロールできるのは何か．」

答えは全身の血液の循環量．水を飲むことはすぐできるし，尿だって出そうと思えば少しくらいは出せますよね．なので泌尿器系は排尿を通じ，血圧のコントロールにもかかわっています．

RAA系のストーリー

レニンはどのようなホルモンでしたでしょうか．血圧が下がったら分泌され，血圧を上げるホルモンですよね．では排尿を通じてどうやって血圧を上げるのか．ここでかかわってくるのがレニン–アンギオテンシン–アルドステロン系です．

アンギオテンシンは文献によっては**アンジオテンシン**と書いてあることもありますが，気にしないでください．読み方の違いだけです．テキストの図を見ていただけると，番号が振ってありますよね．番号の順に，読んでいきましょう．

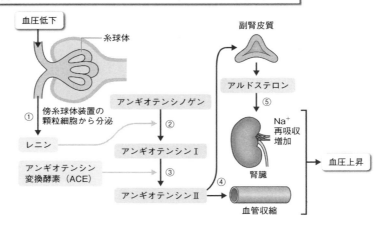

p296，図レニン-アンギオテンシン-アルドステロン系による血圧の調整 を再び見よ

"①輸入細動脈の血圧が低下すると，傍糸球体装置からレニンが分泌される．

②レニンはアンギオテンシノゲンを分解し，アンギオテンシンⅠをつくる

③アンギオテンシンⅠは血管内皮細胞の表面にあるアンギオテンシン変換酵素（ACE）によってアンギオテンシンⅡとなる．

④アンギオテンシンⅡは全身の血管を収縮させ，血圧を上昇させる．また同時に，副腎皮質に働いてアルドステロンを分泌させる．

⑤アルドステロンはNa⁺（ナトリウム）の再吸収を促進する働きをもつ．その結果，間質の浸透圧が上昇して水の再吸収が促進される．この働きによって全身の血液循環量が増加し，血圧が上昇する．"

（前掲書，p296より引用）

もう，ついて来れてない人いるでしょ？ だから，もう一回言いますよ．こう

いうのはストーリーを意識することが大事です．腎臓が血圧の低下を感知してホルモンを分泌し，腎臓自身に作用して血圧を上げる．腎臓って本当に賢い臓器だと思いませんか？では，いきますよ．

血圧が下がったら傍糸球体細胞が**レニン**を分泌します（①）．

レニンは**アンギオテンシノゲン**に働きかけ，**アンギオテンシンⅠ**を出します（②）．

アンギオテンシンⅠが**アンギオテンシン変換酵素**，通称ACEによって**アンギオテンシンⅡ**になります（③）．

アンギオテンシンⅡが血管を収縮させて，少しだけ血圧が上がる（④）．これが機序ナンバー１．

機序ナンバー２として働くのは，副腎皮質の**アルドステロン**．尿の再吸収を上げて血液量を増加．その結果として血圧が上がります（⑤）．
ちょっと過程は長いけど，わかりましたか？

アンギオテンシノゲンがアンギオテンシンⅠとなり，アンギオテンシンⅡになる．まるで少年漫画の主人公みたいでしょ．いつの時代もそうじゃないですか．主人公はピンチになると，何段階かパワーアップしていく．孫○空しかり，○フィしかり，黒○一護しかりです．アンギオテンシノゲンの変化，覚えてくれましたか？

RAA系を踏まえ，降圧剤を覚えよう

ここまでRAA系を覚えたら，次は知識を臨床につなげましょう．臨床場面では降圧剤として，**ACE阻害薬やアンギオテンシンⅡ受容体拮抗薬，利尿薬**が用いられます．まずはACE阻害薬．ACEはAngiotensin converting enzyme

の略で，アンジオテンシン変換酵素のことでした．ACE阻害薬はその名の通り，ACEを阻害する薬です．ACEが阻害されれば，アンギオテンシンⅠはアンギオテンシンⅡになることはできません．ということは血圧が上がらない，つまり血圧を下げる働きとなるわけです．

アンジオテンシンⅡ受容体阻害薬も，ACE阻害薬に機序は近しいです．アンギオテンシンⅡの受容体を阻害するわけだから，その後の血管収縮やアルドステロンの分泌は起こりません．

そして最後は利尿薬．これはもう，わかりますよね．尿を出すことによって，全身の血液循環量を下げる．その結果，血圧を下げている薬です．

今日はレニン-アンギオテンシン-アルドステロン系については，ちょっと砕けた説明をしました．こういう講義をすると残念ながら，現職者から批判されることもあります．ですがわたしは，わかりやすい講義を悪だとは思いません．むしろ，あいまいな知識のままで臨床現場に立つ方が悪だと考えています．みなさんにはわたしの講義を踏み台にして，どんどんステップアップしてほしいと願っています．頑張ってくださいね．

エリスロポエチンとドーピング

腎臓のホルモンの残りは，**エリスロポエチン**です．

エリスロポエチンは酸素の供給が不足すると分泌が促進され，赤血球を増やす働きをもつホルモンです．みなさん，高地トレーニングって聞いたことありますか．コウチって四国じゃないですよ．「高い場所」の高地です．酸素が薄い高地でトレーニングをしていると，「もしかして赤血球が不足している？」と腎臓が勘違いをするんです．その結果，エリスロポエチンの分泌が亢進します．そうなると，全身の赤血球の数が増えますよね．その状態で平地に戻って試合に出ると，赤血球が多い状態だから持久力が高くなるわけです．ボク

シングやマラソンの選手がよくやりますよね.

実はこのエリスロポエチン，ドーピングに悪用されてしまうことがあります. ドーピングというと，アナボリックステロイドのイメージが強いかもしません. 多少の筋力よりも持久力のほうが，結果に大きく影響するスポーツは多いですよね. こういったエピソード含め，エリスロポエチンを覚えてくださいね.

性腺とホルモン

性腺は当然ながら，男性と女性でホルモンが異なっています. **男性ホルモン**が**テストステロン**，**卵黄ホルモン**が**エストロゲン**，**黄体ホルモン**が**プロゲステロン**です.

ところでみなさん，そろそろテスト期間ですか. 男性諸君は準備できてるかな？よし，じゃあ試験前夜にわたしと遊びに行きますか.

「お前，男だったらそんなテストくらいステローン...」

テストくらいステローン，テストステローン...

いつもながら，ダジャレで恐縮です. 男性も女性も，テストはぜったい捨てないでね.

なぜ心臓からナトリウム利尿ペプチド？

心臓からは2つのホルモンが分泌されています. 1つ目は**心房性ナトリウム利尿ペプチド**です. このホルモンは心房壁の伸展によって分泌が促され，ナトリウムの排泄増加を伴う利尿を引き起こす働きをもっています.

心臓から出るのに利尿？と思ってしまいますよね．このホルモンは心臓自体が血圧の上昇を感知し，利尿を促して血圧を低下させるという働きを持っています．まず血圧が上昇すると心房に戻ってくる血液量も増えるので，心房の壁がグーっと引き延ばされます．これを「心房壁の伸展」と表現するわけです．その刺激によって分泌されたホルモンの働きによって利尿が促され，血圧が低下します．心臓って，なんて賢いんでしょう．ということで心房性ナトリウム利尿ペプチド，わかりましたか．名称だけだど，心臓なんだか腎臓なんだか迷っちゃいますよね．

もう1つが**脳ナトリウム利尿ペプチド**．今度は脳なんですよ，脳．心臓なのに？と思ってしまいますよね．実は脳ナトリウム利尿ペプチドは，豚の脳から発見されたホルモンです．その後，主に心臓から分泌されることがわかったとのこと．う〜ん，実にまぎらわしい．学生泣かせなホルモンですね．心臓から出る2つの利尿にかかわるホルモン，よろしいでしょうか．

消化管のホルモンはまたの機会に話をしたいなと思います*．

振り返り

ということで，最後にポイントを振り返りましょう．

まず大前提ですが，そもそもホルモンとは何でしょうか．これがわからないと，先には進めません．

ホルモンは分泌器官とホルモンの名称・作用，標的器官を覚えなくてはいけません．ほぼ全身に標的器官をもつホルモンもありましたよね．それは何でしたか？

内分泌系の真のボスはどこでしたか．下垂体……じゃなくて視床下部ですよ

* 消化管のホルモン・消化酵素については第2講消化器p92やp82を参照

ね．下垂体前葉と後葉．どちらが腺下垂体で神経下垂体？「後ろにオバさん」も忘れないでね．

松果体も大事ですが，何と言っても甲状腺と副甲状腺．それぞれの位置や拮抗する作用についても復習しましょう．

あまりに有名な膵臓は鉄板．そして重要なのが副腎．

副腎髄質はそもそも，何でしたか？わたしたちはスポーツを見て興奮すると，何が出るのでしょうか？

副腎皮質は全身に標的細胞を持っていましたね．多彩な作用を理解しましょう．

そしてレニン−アンギオテンシン−アルドステロン系．ちゃんと説明ができるようになるまで，復習してくださいね．あとエリスロポエチンも，ドーピングのエピソードを踏まえて覚えてください．

心臓から出る2種類の利尿ホルモンも重要です．

それではみなさん，今回もお疲れ様でした．

＜第3講終了＞

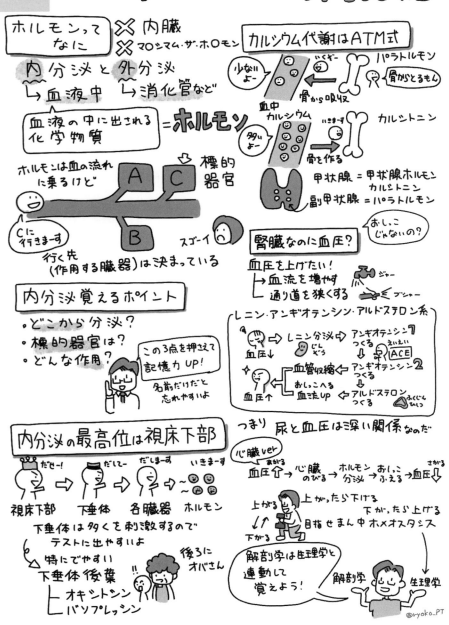

ホルモンってなに　✗ 内臓　✗ マ○シマム・ザ・ホ○モン

内分泌と外分泌
→ 血液中　→ 消化管など

血液の中に出される化学物質 ＝ ホルモン

ホルモンは血の流れに乗るけど　標的器官
A　C　B
Cに行きます　スゴーイ
行く先(作用する臓器)は決まっている

内分泌覚えるポイント
・どこから分泌?
・標的器官は?
・どんな作用?
この3点を押さえて記憶力UP!　名前だけだと忘れやすいよ

内分泌の最高位は視床下部
だぜー!　だしてー　だしまーす　いきまーす
視床下部　下垂体　各臓器　ホルモン
下垂体は多くを刺激するのでテストに出やすいよ
特にでやすい　下垂体後葉
├ オキシトシン
└ バソプレッシン
後ろにオバさん

カルシウム代謝はATM式
少ないよー　骨から吸収　パラトルモン　骨からとるもん
血中カルシウム
多いよー　骨を作る　カルシトニン
甲状腺 ＝ 甲状腺ホルモン／カルシトニン
副甲状腺 ＝ パラトルモン

おしっこじゃないの?
腎臓なのに血圧?
血圧を上げたい!
→ 血流を増やす　ジャー
→ 通り道を狭くする　ブシャー

レニン・アンギオテンシン・アルドステロン系
血圧↓ → レニン分泌 → アンギオテンシン1つくる → ACE えいしえい
→ アンギオテンシン2つくる → 血管収縮 → 血圧↑
おしっこへる／血流UP ← アルドステロンつくる ふくじんひしつ

つまり　尿と血圧は深い関係なのだ

心臓ver.
血圧↑ → 心臓のびる → ホルモン分泌ふえる → おしこふえる → 血圧↓
上がったら下げる／下がったら上げる　目指せまん中 ホメオスタシス

解剖学は生理学と連動して覚えよう!
解剖学　生理学

@ryoko_PT

第4講

脈管と循環

"脈管の名前の覚え方にルールがあること
を知っていますか?本講ではそれらをふま
え，生理学や疾患の知識も学習します."

では今月も講義をスタートしたいと思います．テキスト225ページ，循環器系の学習のポイントを読みましょう．

> "・肺循環と体循環の違いを理解し，構成する構造部（脈管や弁など）を説明することができる．
> ・動脈と静脈の構造の違いを理解し，その役割を説明することができる．
> ・刺激伝導系について理解したうえで，心電図の波形を説明することができる．"
>
> (『PT・OTビジュアルテキスト 専門基礎 解剖学』p225，羊土社，2018より引用)

3つポイントが挙げられていますが，循環器の基本的な構造や心電図については，これまでのStay's Anatomyで講義してきました＊．今日は循環の経路や脈管についての講義を行います．では，続けて読みますね．

> "心臓から送り出された血液は動脈を通って末梢へ向かい，末梢からは静脈によって心臓へと戻る．"
>
> (前掲書，同ページより引用)

さて，ここで最初のポイントです．この一文，気をつけて読んでください．動脈血を運ぶ脈管が動脈，静脈血を運ぶ脈管が静脈というわけではありません．あくまで心臓から送り出された血液が通る脈管が動脈で，末梢から心臓へ戻る血液が通る脈管が静脈です．

酸素を多く含んだ鮮紅色の血液が**動脈血**，二酸化炭素を多く含んだ赤黒い血液が**静脈血**です．基本的には大多数の動脈血は動脈を，静脈血は静脈を通過しています．ですが一部，動脈血が通過する静脈や静脈血が通過する動脈があるので注意しましょう．

＊ 『Stay's Anatomy 神経・循環器編』(羊土社，2020) の3，4講参照

肺循環と体循環

まず，肺循環と体循環から整理しましょう．

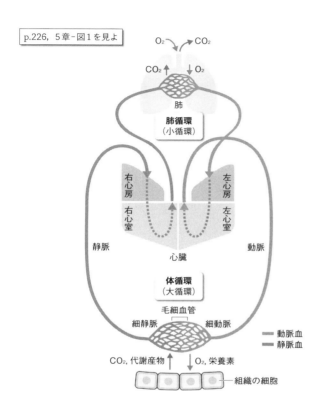

p.226，5章−図1を見よ

O_2 → CO_2

CO_2↑ ↓O_2

肺

肺循環
（小循環）

右心房   左心房

右心室   左心室

静脈   動脈

心臓

体循環
（大循環）

毛細血管

細静脈   細動脈

—— 動脈血
—— 静脈血

CO_2, 代謝産物↑ ↓O_2, 栄養素

—組織の細胞

心臓は左右の心房・心室によって構成されています．では心房と心室の違い
は何でしょうか．

野球で例えるなら心房がキャッチャーで，心室がピッチャーです．全身から
帰ってきた静脈血は，キャッチャーの役割をもつ右心房に入ります．その後，
静脈血はピッチャーである右心室へ入り，肺へ送り出されます．肺でのガス
交換によって動脈血となった血液は，左心房に向かいます．もちろん，左心
房はキャッチャーです．そして左心室から勢いよく，全身へと送り出される

わけです.

いま説明した循環の経路は2つに分かれます. 心臓と肺をつなぐルートと,
心臓と全身をつなぐルートです. では, どちらのルートが小さいでしょうか.

もちろん, 心臓と肺をつなぐルートのほうが小さいですよね. 心臓と肺は,
すぐお隣同士ですから. だからこのルートは**小循環**もしくは**肺循環**と呼ばれ
ています. それに対して心臓と全身をつなぐルートは大きいですから, **大循
環**もしくは**体循環**となるわけです.

血管の構造

ということで次は, 血管の構造です. そもそも血管の壁は, 何層構造になっ
ているでしょうか.「動脈と比べて静脈は薄い」と覚えているかもしれません
が, 動脈も静脈も壁は3層構造です.

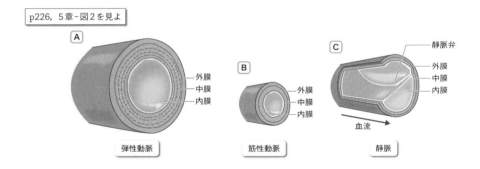

p226, 5章-図2を見よ

だから, こんな問題がよく出題されます.

「動脈の壁は3層であるのに対し, 静脈は2層である. ○か×か」

静脈は薄いイメージがあるので, どうしても2層構造かと思いがち. ですが
実際には動脈も静脈も, **内膜・中膜・外膜**の3層構造です. でも確かに動脈

の方が，静脈より厚い．その差にかかわっているのが**中膜**です．

中膜は平滑筋細胞や弾性線維を含んだ層で，動脈では発達していますが静脈
では発達していません．その結果，動脈壁は静脈壁よりも厚くなります．い
ずれも同じ3層構造である点に，注意してくださいね．

2種類の動脈

動脈はさらに，**弾性動脈**と**筋性動脈**に区分されます．

弾性動脈は太い動脈，筋性動脈は細い動脈を意味しています．心臓から出た
直後の太い動脈と，各器官の中に入り込む細い血管．解剖学書で全身の動脈
として描かれるのは，基本的には弾性動脈です．

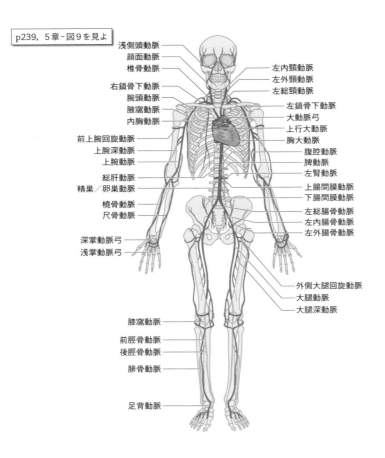

p239，5章−図9を見よ

浅側頭動脈
顔面動脈
椎骨動脈
右鎖骨下動脈
腕頭動脈
腋窩動脈
内胸動脈
前上腕回旋動脈
上腕深動脈
上腕動脈
総肝動脈
精巣／卵巣動脈
橈骨動脈
尺骨動脈
深掌動脈弓
浅掌動脈弓

左内頸動脈
左外頸動脈
左総頸動脈
左鎖骨下動脈
大動脈弓
上行大動脈
胸大動脈
腹腔動脈
脾動脈
左腎動脈
上腸間膜動脈
下腸間膜動脈
左総腸骨動脈
左内腸骨動脈
左外腸骨動脈

外側大腿回旋動脈
大腿動脈
大腿深動脈

膝窩動脈
前脛骨動脈
後脛骨動脈
腓骨動脈
足背動脈

一方，筋性血管は器官の中に入り込むので，直径はミリ単位です．そういっ
た細い血管まで，この図には描かれていませんよね．

またみなさんもご存知の通り，わたしたちの血管は自律神経によって支配さ
れています．特に交感神経は動脈の平滑筋を支配し，血管の収縮・弛緩を行っ
ています．では，ここで問題です．細い動脈と太い動脈，交感神経が支配し
やすいのはどちらでしょうか．

当然ながら答えは細い動脈，つまり筋性動脈です．だから筋性動脈の中膜は，
主に**平滑筋**によって構成されています．ちなみに筋性動脈は血管抵抗によっ

て血圧のコントロールに関わるため，**抵抗血管**とも呼ばれています．ここまでよろしいでしょうか．

ウィンドケッセルモデル

ということで筋性動脈の中膜は，主に平滑筋によって構成されていました．それに対し，弾性動脈の中膜に多いのは**弾性線維**です．そのため，教科書には「弾性動脈は弾性に富む」と記載されることが多いのですが，これはどういう意味でしょうか．この点と含めて，ウィンドケッセルモデルについても復習しましょう．生理学で勉強しましたよね？ してない？ 記憶にない？ どちらでもけっこう．1からちゃんと説明しますね．

わたしたちの心臓は常に収縮と拡張を繰り返し，全身に血液を送り出しています．でもよく考えれば，全身に血液を送り出すのは心臓が収縮する収縮期．心臓が拡張する拡張期には，動脈血は末梢に送り出されません．ですが，わたしたちの全身には常に安定した血液量が供給されています．この働きにかかわっているのが，弾性血管です．では，ちょっとわたしを見てください．下が心臓で，上が大動脈としましょう．

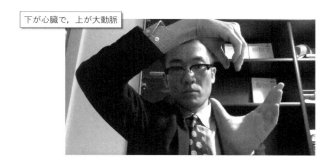

下が心臓で，上が大動脈

心臓がギュッと収縮すると血液は大動脈，つまり弾性動脈に送り出されます．そのとき，弾性動脈は軟らかいので直径が広がります．

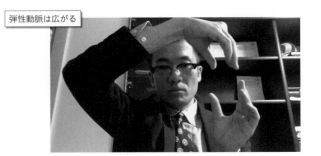
弾性動脈は広がる

広がるということは，大動脈の中に血液が貯まるということですよね．そして心臓が弛緩した瞬間，貯まっていた血液が末梢に向かって流れ込みます．

この働きにより，収縮期だけではなく拡張期も末梢に血液が送り出されています．では，ここまでを復習しましょう．

心臓の収縮期に送り出された血液によって，弾性動脈の壁が広がります．
そして弛緩期に，溜め込んだ血液を末梢に送り出しています．

この一連の働きは，**ウィンドケッセルモデル**と呼ばれています．弾性動脈の柔らかさが，いかに循環にとって重要かわかりましたか？ では，その動脈の柔らかさが破綻してしまったら，どうなるでしょうか．

弾性動脈の柔らかさの破綻，言い換えれば**動脈硬化**です．

動脈硬化が起こった場合，循環動態はどうなってしまうでしょうか．当然ながら，ウィンドケッセルモデルも破綻してしまいます．循環器疾患とは，心臓が原因として起こるとは限りません．「人は血管とともに老いる」という言葉を聞いたことがあるかもしれませんが，血管の病変が原因になることも多いです．弾性血管と筋性血管の構造と役割は臨床場面で重要なので，しっかり覚えておいてください．

静脈の構造

静脈の壁も動脈と同じく3層構造ですが，中膜はきわめて薄いのが特徴です．

p226，5章-図2を再び見よ

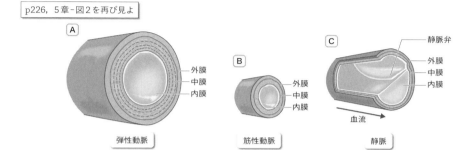

静脈は中膜が非常に薄いので，血圧も低いです．ちなみにわたしたちが日常的に測る血圧は，**上腕動脈の圧**を指しています．本当は静脈圧も存在しますが非常に低いので，指標になることはありません．また，上腕動脈と大腿動脈では圧の程度も異なります．いわゆる血圧はあくまで，上腕動脈の圧であることは覚えておいてください．

ちなみにみなさん，血液検査で採血する脈管は動脈ですか？ 静脈ですか？ 動脈なわけがありません．もし，動脈に針を刺したら大変ですよ．血圧が高いから動脈血が吹き出てしまいます．あと静脈には**弁構造**があり，静脈血の逆流を防止しています．

筋ポンプ作用

あと静脈で押さえておきたいのが，**筋ポンプ作用**．では筋ポンプ作用とは何か．ちょっとわたしを見てください．心臓の位置はおおよそ，この辺りですよね．

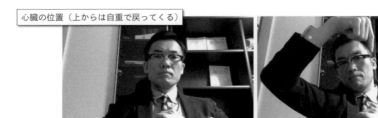

心臓の位置（上からは自重で戻ってくる）

心臓から送り出された血液のうち，頭部からの静脈血はどうやって心臓へ戻るのでしょうか．もしお茶の入ったペットボトルを逆さまにしたら，中身は下に流れ出ますよね．当然ながら頭部からの静脈血は自重を利用し，心臓へと戻っていきます．

この反対，下腿や足部に行った静脈血は，どうやって心臓へ戻るのでしょうか．ペットボトルの中身で言えば，逆流しなければいけない状態ですよね．

では，ペットボトルの中身を逆流させるにはどうすればよいでしょうか．ペットボトルをギュッと握りしめれば，中身が上に噴出しますよね．筋ポンプ作用というのは，この理屈に非常に近い．下腿三頭筋などの下肢の筋が収縮することにより，静脈血をギュッと絞り出して心臓へ還流しているのです．静脈の壁が薄くて圧が低いからこそ，筋ポンプ作用が可能となる．実に理に適った構造ですよね．

いわゆるエコノミー症候群とは

血液には流れが緩慢になると，固まるという性質があります．だから，長時間のフライトなどで下肢を動かさない時間が長いと，静脈の中に「かさぶた」のようなカタマリができてしまいます．

体の表層にできるかさぶたは問題ないのですが，これが静脈の中にできると大問題．循環した結果，肺に詰まると死亡してしまう可能性もあるのです．

この疾患は一般的に**エコノミークラス症候群**と呼ばれますが，正式には**深部静脈血栓症**といいます．ちなみに英名ではdeep venous thrombosis．DVTという略称も有名なので，覚えておきましょう．

ちなみに深部静脈血栓症によって血栓が肺に詰まる疾患は，**肺塞栓症**と呼ばれています．ここまでよいでしょうか．

当然ながら長時間の不動が続くのは，フライト時のみではありません．各疾患の術後も，不動の期間が長くなることが多いです．ですが当然ながら，術後に積極的に動くことは困難です．なので患者さんには，足関節の底背屈運動を定期的にしてもらいます．足部の運動を行えば，筋ポンプ作用は促せますよね．

毛細血管

動脈と静脈が入れ替わる領域が**毛細血管**です．毛細血管の壁は一層のみのため，非常に薄くなっています．むしろ薄いからこそ，血液・組織間の物質交換が行いやすい構造になっています．ですが，壁が薄いだけで物質交換ができるわけではありません．物質交換には，**静水圧**と**膠質浸透圧**がかかわっています．

血液自体の重さによる圧力が**静水圧**で，血漿タンパク質によって生じる浸透圧が**膠質浸透圧**です．この2つの原動力により，物質交換は行なわれています．ですが物質交換の際にちょっとだけ，液体が組織間質に漏れ出てしまいます．

その漏れ出てしまう液体が，**組織液**もしくは**間質液**です．国家試験では組織液として出題されることが多いので，今日は組織液で統一しますね．この組織液を回収してくるルートが**リンパ管**であり，全身に分布するリンパ管を**リンパ系**と呼びます．ちなみにリンパ系は，免疫系ではありませんよ．リンパ系はあくまで，循環器の一部です．組織液を回収するルートのことでしたよね．これ，気をつけてくださいね*．

---

* 『Stay's Anatomy 神経・循環器編』（羊土社，2020）の第3講を参照．

心拍出量の公式

臨床で重要な，心拍出量の公式の話をしましょう．この公式は本当に覚えてください．これを覚えることで，循環動態や疾患などのイメージがグッと深まります．

末梢へ送り出される血液量は，心拍出量の影響を受けます．1分間の心拍出量は，1回の心臓の収縮で絞り出される量と1分間の心拍数の積で求めることができます.

心拍出量 = 1 回拍出量 × 心拍数

ちなみに1回の収縮で絞り出される血液の量は**1回拍出量**と呼ばれ，おおよそ約70 mL です．

みなさん，コーヒーはお好きですか．わたしはそんなに詳しくないですが，コーヒーは大好きです．ブルーマウンテンとキリマンジャロの違いはわかりませんが，とにかく苦いのが好みです．苦いコーヒーで，エスプレッソってご存じですか？ あのちょっとしか入っていない，気取った感じのやつ．実はエスプレッソ1杯分が70mLくらい．つまり，1回拍出量とほぼ同量です．心臓がギュッと収縮した際の拍出量は，エスプレッソ1杯分くらいだと覚えてください．

心拍出量と国家試験

ちなみに国家試験では1回拍出量について，こんな問題が出題されます．

「1回拍出量は200mLである．○か×か」

いやいや，200mLって牛乳瓶1本分でしょ？ エスプレッソをそんなに飲ん

だら，わたしでも夜に眠れなくなっちゃいます．そんなに多いわけないです
よね．間違えないでくださいよ．

また，心拍数は1分間あたり60〜80回です．ではそれらを踏まえ，心拍出
量を計算してみましょう．70mL×60回＝4.2L？70mL×80回＝5.6L？
と思うかもしれませんが，国家試験は「約5L」として出題されます．だいた
い真ん中で5L．やはり国家試験の出題事例も大事ですから，こういった点も
覚えておきましょう．

血圧の公式

ここまで覚えたらもう少しプラスして，血圧の公式も覚えてしまいましょう．
心拍数量に末梢血管抵抗を掛けたものが，血圧です*．

血圧　＝心拍出量×末梢血管抵抗
　　　＝（1回拍出量×心拍数）×末梢血管抵抗

---

* 　第3講内分泌p136も併せて参照．

側副循環と終動脈

次は，**側副循環**と**終動脈**です．少し聞き慣れないかもしれませんが，臨床的に大事なポイントです．ではまず，側副循環の説明をしましょう．図を見てください．AとBという2本の動脈があったとします．AとBをつなぐ道がある循環のことを，側副循環と呼びます．

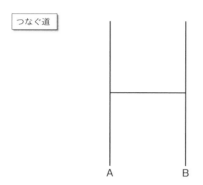

つなぐ道

A　B

つなぐ道があるからこそ，Aの動脈が障害されたとしても，

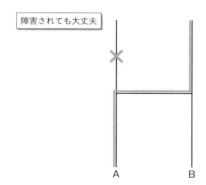

障害されても大丈夫

A　B

Bの動脈によって血液の供給が保たれるんです．この側副循環で最も有名なのは，やはり**ウィリスの動脈輪**でしょうか．ということで，一方の枝が塞がっても他方の枝によって血行を保つのが，側副循環の役割です．

それに対し，わき道を持たないのが**終動脈**です．終動脈はわき道がないため，先が行き止まりになっています．だから終動脈が障害されると，他のどこからも血流を補うことができずに壊死に至ってしまいます．

だから終動脈は，脳梗塞や心筋梗塞と深く関係しています．側副循環よりも，終動脈のほうが梗塞が起こりやすい．臨床的にこの違いは重要なので，ちゃんと覚えておいてください．

血栓症と塞栓症

血栓症と塞栓症．非常に名称が似ていますが，ちゃんと違いを説明できますか？ 病的に血管内に血栓ができてしまうのが**血栓症**です．また，非水溶性の異物によって血管が閉塞されてしまった状態は，**塞栓症**と呼ばれています．また少しややこしいのですが血栓の一部が剥がれ，他の動脈が詰まってしまう状態は**血栓性塞栓症**です．血栓の一部が剥がれて詰まるのは，血栓症ではなくて塞栓症．反対に覚えてしまいがちですが，気をつけてください．

右心不全

心臓のポンプの機能が低下した状態が，**心不全**です．左と右があるけど，右の方からまず説明しましょう．

右心室の機能が低下すると，肺へ送り出す血流量が低下します．そうなると静脈血が右心房，さらには上大静脈と下大動脈へと溜まってしまいます．上・下大静脈は，全身から静脈血を集めている静脈です．だから右心不全が進行すると，**全身の浮腫**が起こります．また全身の浮腫に伴い，体重の増加も起こってしまいます．

右心室不全の症状の1つに，**頸静脈の怒張**があります．これは先ほど説明した静脈血の貯留が進行した結果，座位でも頸静脈の拍動が肉眼で見えてしまう状態のことです．これはフィジカルアセスメントのポイントとしても重要ですよ．

右心不全では右心室の機能が低下した結果，さまざまな場所に静脈血が溜まってしまいます．だから全身の浮腫や体重の増加，頸静脈の怒張などが起こるわけです．頸動脈ではありませんからね．あと重要なのは**肝肥大**．肝臓にも，静脈血が溜まってしまうわけです．起こる理屈は，先ほどと同様です．

左心不全と起坐呼吸

では次は左心不全です．左心室の機能が低下すると，どうなるでしょうか．絞り出されなかった動脈血は左心房に溜まり，さらに進行すると肺にも貯留します．その結果，**肺うっ血**と**呼吸困難**，**起坐呼吸***が生じます．

では，左心不全でみられる起坐呼吸とは何でしょうか．みなさんは起きているときと寝ているとき，どちらの呼吸が楽ですか．寝ているときのほうが少しだけ楽ですよね．それが逆転し，寝ているときの方が呼吸が辛くなってしまうのが起坐呼吸です．では起坐呼吸は，なぜ起こるのでしょうか．

ここに，お茶が半分だけ入ったペットボトルがあるとしましょう．これを人体と見立て，その中央に心臓があるとします．ペットボトルを立てた状態では，心臓にお茶が触れるかどうか．でもペットボトルを横にすると，お茶は心臓にザバーっと流れこみます．

ここで思い出してほしいのが，**フランク・スターリングの心臓の法則**．みなさん，ちゃんと説明できますか？

教科書には「静脈還流量の増加に伴い，１回拍出量が増加する」と記載してあることが多いです．これ，ものすごく簡単に言うと「血液がいっぱい心臓に還ってきたら，いっぱい出す」ということなんです．だって大量に静脈血が還ってきたのに出さなかったら，心臓はパンクしちゃいますよね．

ということでわたしたちは，座位よりも臥位の方が静脈還流量が増加します．またそれに伴い，心拍出量の増加も起こります．ですが特に疾患がない方であれば，その変化は感じることはありません．

ですが左心不全の方の場合，静脈還流量の増加に伴って肺うっ血が増強し，

---

*　起座呼吸と記載される場合もある

結果として呼吸が苦しくなってしまいます．だから座った方が呼吸が楽になるから，起坐呼吸というわけです．左心不全＝起坐呼吸と覚えるのではなく，しっかり機序も覚えてください．

2種類の静脈

動脈に関しては弾性動脈の筋性動脈の話をしましたが，静脈も2種類あります．まず1つ目は，同名の動脈と一緒に走行する**深静脈**．みなさんが「静脈」と言われて想像するのは，深静脈だと思います．

そしてもう1つは，皮下組織を走行する**皮静脈**です．皮静脈は簡単に言ってしまえば，手の甲やこめかみで見えるアオスジです．また下肢の皮静脈の弁が壊れ，静脈血が血管内に溜まってしまうことを**下肢静脈瘤**と呼びます．

上肢の動脈①　鎖骨下動脈・腋窩動脈・上腕動脈

　ここからは，上肢に分布する動脈です．まず**鎖骨下動脈**として起こった後に，第1肋骨の外側縁を通過すると名称が**腋窩動脈**に変わります．

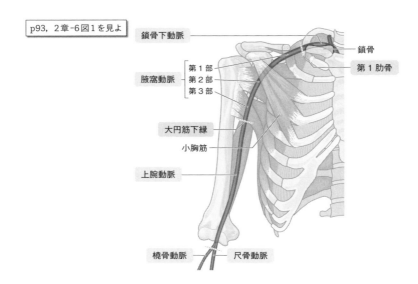

p93，2章-6図1を見よ

鎖骨下動脈
鎖骨
第1部
第2部
第3部
第1肋骨
腋窩動脈
大円筋下縁
小胸筋
上腕動脈
橈骨動脈　　尺骨動脈

　では，腋窩動脈の触知をしてみましょう．動脈の触知は指1本ではなく，必ず指3本を並べて行ってください．では，腋窩の奥に指を入れてみましょう．

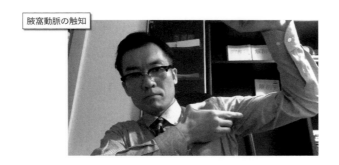

腋窩動脈の触知

　ここで拍動を触れるのが，腋窩動脈です．鎖骨下動脈は，触ることはできま

せんよ．そして腋窩動脈は大円筋の下縁に達すると，**上腕動脈**に名称が変わ
ります．上腕動脈は上腕二頭筋の筋腹のすぐ下，このあたりを触ってみてく
ださい．

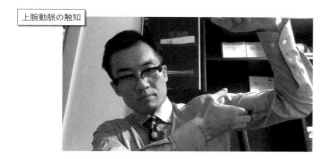

上腕動脈の触知

ちゃんと上腕動脈の拍動を触れましたか？

上腕までの範囲で触知できる動脈は，腋窩動脈と上腕動脈の２つです．

上肢の動脈②　橈骨動脈・尺骨動脈

上腕動脈は上腕二頭筋腱膜の遠位で，**橈骨動脈**と**尺骨動脈**に分かれます．橈側にあるのが橈骨動脈．いわゆる脈を測る動脈ですよね．そして尺側の拍動の弱い動脈が，尺骨動脈です．非常に拍動が弱いので，注意深く確認してください．わかりましたか？　ではここで，ある実験をしてみましょう．

まず左手の母指で，右手の橈骨動脈を押さえます．

橈骨動脈を押さえる

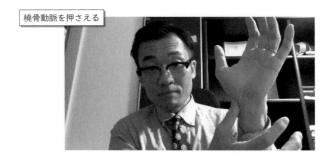

そして次に左手の示指で，右手の尺骨動脈を押さえます．

尺骨動脈を押さえる

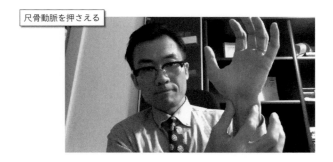

そしたら右手の手のひらを見ながら，ぐっぱぐっぱぐっぱを繰り返します．

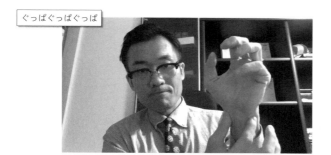

ぐっぱぐっぱぐっぱ

こうすると，右手が白くなりますよね．確認したら母指か示指，好きな方を離してください．そうすると，一気に手が赤くなっていきます．ではなぜ，こういった現象が起こるのでしょうか．

橈骨動脈と尺骨動脈を指で押さえることにより，手に入る動脈血の量が減少します．その状態でぐっぱぐっぱぐっぱを繰り返すと，どんどん血液が手から前腕へ流れ出します．その結果，手が白くなってしまいます．この状態で動脈を抑える指を離すと，動脈血が一気に流れ込んで手が赤くなるわけです．ではなぜ橈骨動脈と尺骨動脈，どちらを抑える指を離しても手が赤くなるのでしょうか．

それは，橈骨動脈と尺骨動脈が側副循環を形成しているからです．

p97, 2章-6図6を見よ

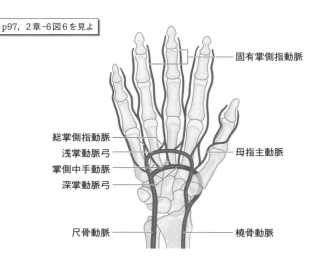

固有掌側指動脈

総掌側指動脈
浅掌動脈弓
掌側中手動脈
深掌動脈弓

母指主動脈

尺骨動脈

橈骨動脈

橈骨動脈と尺骨動脈は，**浅掌動脈弓と深掌動脈弓**というループ状の側副循環を形成しています．だから，どちらの指を離しても，動脈血が流入して手は赤くなります．これはmodified Allen's Testと呼ばれ，手部の循環動態を調べるテストとして用いられています．

みなさん，**タバチエール**って覚えていますか？長母指伸筋，短母指伸筋，長母指外転筋によって囲まれたくぼみでした．ここにそっと，指を入れてみましょう．動脈の拍動を感じますよね．脈だけではなく，タバチエールで触れることができるのも橈骨動脈です．「あれ？橈骨動脈って腹側じゃなかった？」と思いますよね．橈骨動脈は前腕の遠位部では腹側を通過しますが，手に入ると背側に出ます．

ちなみにタバチエールの別名は，**解剖学的嗅ぎタバコ入れ**です．なぜ，こんな不思議な名前なんでしょうか．わたしはタバコを吸わないのでそれほど詳しくないのですが，鼻から吸うタバコを嗅ぎタバコと言うそうです．ちょうどタバチエールにこんもりと盛った量が，1回分に相当するんだとか．分かりやすいのか，にくいのか．ちょっと複雑な名称ですね．

下肢の動脈① 総腸骨動脈・外腸骨動脈

下肢の脈管の名称は，上肢よりも少し複雑です．

p157，3章-6図1を見よ

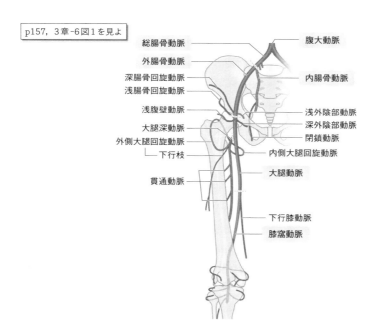

総腸骨動脈
外腸骨動脈
深腸骨回旋動脈
浅腸骨回旋動脈
浅腹壁動脈
大腿深動脈
外側大腿回旋動脈
└ 下行枝
貫通動脈

腹大動脈
内腸骨動脈
浅外陰部動脈
深外陰部動脈
閉鎖動脈
内側大腿回旋動脈
大腿動脈
下行膝動脈
膝窩動脈

動脈の名称は枝が分かれてから名前が変わるものと，ある通過点を通った後に名前が変わるものがあります．以前の講義で前者は**枝分かれルール**，後者は**チェックポイントルール**と説明したのを覚えていますか＊．心臓から出た大動脈は上に向かう**上行大動脈**，カーブした領域の**大動脈弓**，胸部を下行する**胸大動脈**，横隔膜を貫いて腹部に入ると**腹大動脈**と続きます．図で確認するとわかりますが，これらは1本の大動脈ですよね．つまり，チェックポイントルールで名称が変化しています．

問題は腹大動脈の先．ここは左右に分かれ，**総腸骨動脈**になります．急に枝分かれルールになるんですよね．ちなみに「総〜動脈」ときたら，基本的に

＊ 『Stay's Anatomy 神経・循環器編』(羊土社，2020) の第3講を参照

はその先で分岐します．だから総腸骨動脈の先は，**内腸骨動脈**と**外腸骨動脈**に分かれます．

では内腸骨動脈とは，何に対して「内」なんでしょうか．「骨盤に対して内」に向かって走行するので，分布する領域は骨盤壁や骨盤内臓です．だから今日はこれ以上，掘り下げません．

今日のメインは外腸骨動脈．なぜなら，この枝が下肢に分布する動脈になるからです．ちなみに外腸骨動脈は，鼡径靭帯の下にある血管裂孔を通過すると，**大腿動脈**に名前が変わります．またここで，チェックポイントルールですよ．チェックポイントルールと枝分かれルールが混在していて，複雑ですよね．大動脈が大腿動脈に至るまでのルート，よろしいでしょうか．

下肢の動脈②　大腿動脈

大腿動脈を体表から触知できる領域には，名称が付いていましたね．そうです．**スカルパ三角**です．呼び方は**大腿三角**でも正解ですよ．**鼡径靭帯・縫工筋・長内転筋**に囲まれた領域でした．スカルパ三角には大腿動脈に加え，大腿静脈と大腿神経も位置しています．

ということで，大腿動脈は大腿の前面を下行します．では大腿の後面は，どこから動脈血を受けるのでしょうか．下肢の矢状面の図を踏まえ，説明したいと思います．

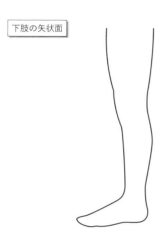

下肢の矢状面

神経であれば大腿の前面は腰神経叢，後面は仙骨神経叢の枝が主に分布します．でも動脈は大腿の前面のみならず後面も，大腿動脈の枝が分布しています．

先ほども言った通り，大腿動脈は大腿の前面を下行します．その際に，大腿の前面の筋などを栄養する枝も出しています．

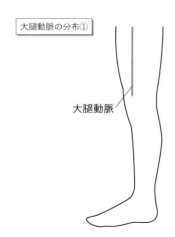

大腿動脈の分布①

大腿動脈

では大腿の後面，ハムストリングスなどの領域はどうやって栄養されている

のでしょうか．大腿動脈から**大腿深動脈**という枝が分かれ，さらにそこから
貫通動脈という枝が起こります．この貫通動脈が大内転筋を貫き，大腿後面
に分布しています．

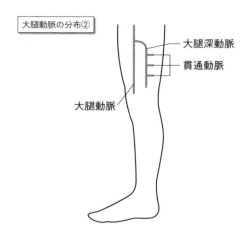

大腿に対する分布，神経と脈管ではぜんぜん違いますよね．神経は前面は腰
神経叢，後面は仙骨神経叢がそれぞれ分布していました．ですが動脈では，
大腿動脈が両面に分布していました．ちなみに，大腿静脈もほぼ同様に分布
しています．

大腿動脈の最大の枝である大腿深動脈からは，非常に有名な2本の動脈が起
こります．それが，**内側大腿回旋動脈**と**外側大腿回旋動脈**です．なぜ有名か
というと，大腿骨頭とその周囲を栄養しているからです．大腿頸部骨折の際
にこれらの動脈が損傷されることが多く，その場合は人工骨頭置換術の対象
となってしまいます．

では次に，大腿深動脈を分岐した後の大腿動脈を追っていきましょう．

下肢の動脈③　膝窩動脈と下腿・足部の分布

大腿動脈は**内転筋腱裂孔**という部位を通過すると，**膝窩動脈**に名称が変わります．また，チェックポイントルールですよね．大腿動脈は主に大腿の前面を下行していたのに対し，膝窩動脈は下腿の後面を下っていきます．

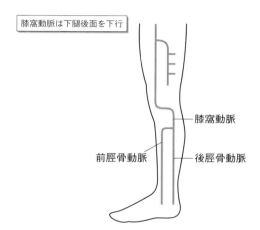

膝窩動脈は下腿後面を下行

前脛骨動脈
膝窩動脈
後脛骨動脈

膝窩動脈の触診は膝窩で行うのですが，実際にはけっこう深い位置を走行しています．そのため，膝関節伸展位で触れることはまずできません．膝窩動脈の触診は，膝関節を屈曲位にしたうえで行ってください．

膝窩動脈は**ヒラメ筋腱弓**を通過した後に，**前脛骨動脈**と**後脛骨動脈**に分かれます．後脛骨動脈は**腓骨動脈**という枝を分岐した後にさらに下行し，**足根管**を通過して**内側足底動脈**と**外側足底動脈**に分かれます．

ここで足根管の話をしましょう．足根管は内果の下方にあるトンネル状の構造物で，屈筋支帯・距骨・踵骨によって形成されています．この部位は先ほど説明した後脛骨動脈に加え，**後脛骨静脈・脛骨神経・後脛骨筋・長趾屈筋・長母趾屈筋**が通過しています．この領域で後脛骨動脈を触知する際は，足関節を軽度内がえし位にすると確認しやすいです．

最後は前脛骨動脈です．膝窩動脈から分かれた後に下腿骨間膜の上部を貫通し，下腿の前面に出ます．そして足関節の高さまで達すると，**足背動脈**に名称が変わります．足背動脈は長母趾伸筋腱のすぐ外側で触知できるので，確認しておきましょう．

振り返り

では，本日の講義内容を振り返りましょう．

動脈と静脈の定義は，何でしょうか．またそれと併せて肺循環と体循環，もしくは小循環と大循環を説明できるようになりましょう．

動脈も静脈も，その区分が2種類ありましたよね．役割含め，どういった違いがあったでしょうか．

今日はウィンドケッセル機構や筋ポンプ作用，深部静脈血栓症や心不全など生理学や内科学の話もしました．解剖学としっかりつなげてくださいね．

心拍出量と血圧の公式，覚えてくれましたか？ これはもう丸暗記ですよ．

動脈のチェックポイントルールと枝分かれルールを踏まえ，上肢と下肢の動脈をきちんと覚えましょう．触診でも確認してくださいね．

では今月もお疲れ様でした．

<第4講 終了>

Stay's Anatomy
脈管と循環

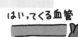

はいってくる血管　でていく血管
静脈　　　動脈

静脈血が通る動脈もあるよ

CO_2が多い　静脈血
O_2が多い　動脈血

公式を覚える

1分間で心臓から送られる血液
心拍出量 ＝ 心拍数 × 1回拍出量

1回の収縮で送り出される血液
エスプレッソ1杯日

血圧 ＝ 心拍出量 × 末梢血管抵抗

2つの循環ルート

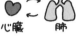

心臓　肺　　心臓　全身
小循環(肺循環)　大循環(体循環)

血管は3層

外膜
中膜 ← 平滑筋で弾力あるので血管抵抗がある　動脈(厚)　静脈(薄)
内膜

回り道が血流を保つ

側副動脈　　血管の流れがどこかで止まっても別な道がある

終動脈　　わき道がないので流れが止まると大変!
↳梗塞しやすい

○ウィンドケッセルモデル○

大動脈の弾力で末梢に血液を送る

動脈硬化に
弾力がなくなると…

心不全

右心不全
肺に行く血液が減る
⇨ 右心室・右心房に静脈血が貯まる
⇨ 全身がむくむ

左心不全
全身に行く血液が
⇨ 左心室と左心房,肺に動脈血が貯まる
⇨ 肺うっ血,呼吸困難になる

○筋ポンプ作用○

ギュー　ギュー

筋肉の圧で血液が戻る

静脈は薄いからしぼりだせるんだよ

似ているから気をつけて

血のかたまりができる ⇨ 血栓症
異物で血管がつまる ⇨ 塞栓症
血のかたまりで血管がつまる ⇨ 血栓性塞栓症

ねると静脈血が心臓へ戻って負荷量↑
座ると戻る量が減って呼吸が楽になる
起坐呼吸

@ryoko_PT

泌尿器

"泌尿器系はオシッコを作る器官です．
泌尿器系を学ぶ意義は何なのでしょう
か．今日はそこからスタートしましょう．"

今月は泌尿器の講義をさせていただきます．今月も現職者の方，多いみたいですね．わたしと面識ある方々もけっこう視聴してるようです．是非，学び直しの場としても Stay's Anatomy を活用してくださいね．

実はこの1ヶ月間，いろんなことがありました．Stay's Anatomy の運営にはLINE のオープンチャットを利用していますがこの度，第2回 LINE オープンチャットリーダーアワードという賞をいただくことになりました．本当に有り難い限りです．

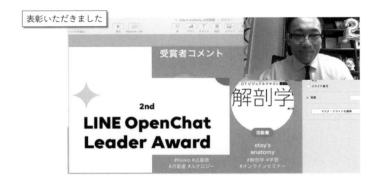
表彰いただきました

Stay's Anaomy の登録者が非常に多い点と，みなさんとの活動内容を評価していただいたようです．この受賞が今後，どういったカタチになっていくのか，わたしも楽しみです．医療職でこのLINE オープンチャットリーダーアワードを授賞したのは，どうやらわたしが初めてのようです．みなさん，本当にありがとうございます．

ピンとこない泌尿器

では早速，講義をスタートしていきたいと思うのですが，今日は普段より参加人数は少ないかな．やはり運動器や呼吸器，循環器と比較すると，泌尿器の関心は薄くなりがちですよね．あ，泌尿器の専門の方々は怒らないでくださいね．泌尿器が臨床で重要なのは当然ですが，あくまで学生への問いかけ

ですから. どうしても, 学生的に泌尿器への関心は薄くなりがち. 泌尿器は極論, オシッコを出す器官です. 理学療法士や作業療法士, 鍼灸師に柔道整復師, トレーナーの養成校の学生さん, 「僕らの職域とオシッコは関係ない」と最初は考えてしまいますよね. でもそうじゃないんです. 今日はオシッコと臨床との関係性も, 講義したいと思っています.

泌尿器とはなんぞや

泌尿器は, なぜ大事なのでしょうか. なぜ勉強しないといけないのでしょうか. テキストの299ページ, 泌尿器の学習のポイントを読みます.

> " ・腎臓の形状を図示することができる.
> ・腎単位（ネフロン）の構成と役割を説明することができる.
> ・尿生成のしくみを説明することができる. "
>
> （PT・OTビジュアルテキスト 専門基礎 解剖学, p299, 羊土社, 2018より引用）

さぁ, **腎単位**とは何でしょうか. 腎単位と腎小体の構造, ちゃんと説明できますか. ごちゃごちゃするところですよね. これはあとで説明します. では続けます.

> "人体に含まれる水分は体液とよばれ, 成人では体重の55〜60%を占める. 泌尿器系は尿を生成して体外へ排出することにより, 体液の量と電解質の濃度を調整する役割をもつ. "
>
> （前掲書, 同ページより引用）

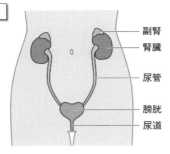

p.299 9章-図1を見よ

副腎
腎臓
尿管
膀胱
尿道

当然ながら泌尿器系は，尿を作る器官です．でもただ尿を作るだけじゃなくて，それを通じて電解質のバランスや体液量の調整を行っています．いずれも，身体の恒常性を保つためには非常に重要な要素です．

なぜ体液量の調節が大事か

では体液量の調節は，なぜ大事なのでしょうか．体液量の調節は，血圧の管理に直結しています．みなさん，**血圧の公式**を覚えていますでしょうか[*]．初めて聞く方もいると思うので，説明しますね．血圧の公式は，以下の通りです．

血圧＝心拍出量×末梢血管抵抗
心拍出量＝１回拍出量×心拍数

これ，ポイントなのは掛け算なところです．つまり心拍出量が増加しても末梢血管抵抗が増加しても，血圧は上昇するということです．

ちなみに心拍出量は，全身の循環血液量に関与しています．心臓に戻ってくる血液量が増えれば，心臓から出る量も増加します．つまり，心拍出量の増加につながるわけです．

---

[*]　第３講内分泌 p136 と第４講脈管と循環 p157 ～ 158 も併せて参照

そして全身の循環血液量は，水分の排泄量と深く関係しています．わたした
ちはどうやって水分を体外に排泄していますか？ もちろん，その大部分は尿
として排泄しています．泌尿器系による体液量の調整が重要なのは，こういっ
た理由です．

ところでみなさん，「これから血圧を下げてください」と言われたら，何がで
きますか？ 今すぐ，その場です．心拍出量を下げれますか？ できません
よね．じゃあ，末梢血管抵抗を下げ……れませんよね．でも尿なら出そうと
思えば，少しくらい出せるじゃないですか．だから血圧のコントロールと腎
機能は，密接にかかわっているわけです．リスク管理を考えるうえでも泌尿
器が重要な器官だという理由，ご理解いただけたでしょうか．是非，今日を
契機に泌尿器のイメージを変えてください．個人的には泌尿器を，循環器の
延長線上の器官と捉えるくらいでよいかと思います．ね，オシッコを出すだ
けの部位じゃないでしょ．

副腎は，たまたま乗っているだけ

左右の腎臓の上には，**副腎**が乗っています．内分泌編*でも説明しましたが，
腎臓と副腎は基本的にはまったく別の構造物です．副腎はいかにも腎臓のサ
ポートをしそうな名称ですが，たまたまの腎臓の上に乗っているだけです．
確かに一部，アルドステロンなどは排尿にかかわっていますが，他のホルモ
ンはダイレクトには関与していません．だから今日は泌尿器編ですが，副腎
の話は出てきません．

尿道と尿管，どっちがどっち？

左右の腎臓から**膀胱**に向かって伸び出る管が**尿管**です．そして，膀胱から体
外へとつながる管が**尿道**です．これはいつもわたしが講義で言うことなんで
すが，1文字違いは要注意．尿管と尿道を入れ替える国家試験の問題は，よく

＊ 第3講内分泌 p132 参照

出題されます．腎臓から膀胱につながっているのが尿管で，外生殖器を通じて体外につながっているのが尿道．少しまぎらわしいですが，気をつけてくださいね．

腎臓の構造と左右差

では，299ページの続きを読みましょう．

"腎臓は脊柱の左右にある重さ約130 g，直径約10 cmの器官でソラマメのような形状をしている．その表面は線維被膜によって覆われており，腹膜後壁に埋め込まれている．右腎は第1〜3腰椎の高さにあり，左腎は椎体1つ分上の高さに位置する．尿を生成して体液の量と成分を一定に保つ役割をもっており，腎皮質・腎髄質によって生成された尿は小腎杯・大腎杯・腎盤（腎盂）に集められた後，尿管を通して膀胱へと送り出される．"

(前掲書，p299より引用)

腎臓は，ソラマメのような形状をした器官です．本当はソラマメというより，インゲン豆．だって腎臓は英語でkidneyで，インゲン豆は英語でkidney beanと言うくらいですから．今日はインゲン豆よりもイメージしやすいかなと思い，ソラマメを例に説明しました．そのくらい，腎臓は豆とカタチが似ているということです．そのくらい，豆と腎臓はカタチが似ているのです．

腎臓の高さの左右差には，要注意です．右腎に対して左腎は，椎体1つ分上の高さにあります．つまり腎臓は，右が低くて左が高い位置にあります．

右が低くて左が高いって，すこしまぎらわしいですか？先ほども言いましたが，1文字違いは要注意．国家試験でよく狙われます．ではなぜ，左右差は生じるのでしょうか．

腎臓の高さの左右差とセットで覚えてほしいのが，肝臓の形状の左右差．肝臓は左葉と右葉，どちらが大きいでしょうか．もちろん右葉が大きいですよね.

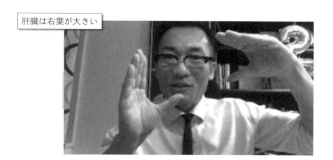

肝臓は右葉が大きい

肝臓は右葉が大きいもんだから，その大きい分だけ右腎の高さは低くなってしまいます．同様に肝臓の左葉が小さいから，小さい分だけ左腎の高さは高くなります.

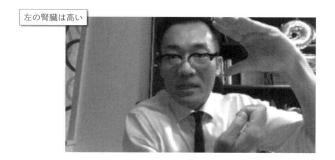

左の腎臓は高い

肝臓の大きさの左右差によって腎臓の高さが変わる点，わかりましたでしょうか．実は肝臓の影響によって高さの左右差が生じるのは，腎臓だけではありません．横隔膜にも左右差が起こってしまうんです．肝臓の右葉が大きいということは，横隔膜も右側が高くなります．そしてもちろん，横隔膜の左側は低いままです.

ということで肝臓の大きさと腎臓・横隔膜の左右差の関係，ご理解いただけたでしょうか．

こういった腎臓や肝臓，横隔膜の左右差の問題，医療職であれば職種を問わず国家試験に出題されます．こんな問題，絶対に間違えちゃいけませんよ．まずは2〜3回，肝臓の絵を描いてみる．肝臓のカタチがわかれば，腎臓や横隔膜の左右差は必然ですよね．シンプルに覚えてください．

ちなみにみなさん，ボクシングのボディブローって，左と右でどっちが効くと思いますか．実は左が効くんです．なぜかと言うと，肝臓は右葉が大きいから．だから，向かい合ったときに左を打つんです．右の脇腹を打っても，なかなか倒れてくれません．さらにいえば吸気時に肝臓は横隔膜と一緒に下がるので，より効きやすくなる……え，逆にわかりにくいですか？ わたし的にはわかりやすいんだけどなぁ……半分冗談ですが，解剖学の知識も関心のあるスポーツと絡めると覚えやすいと思いますよ．

腎臓の構造を覚えるポイント

腎臓には小腎杯・大腎杯・腎盤やボウマン嚢・糸球体など，覚えなくてはいけない構造物が多々あります．なかなか覚えるのに苦心する学生さんは多いですよね．でもご安心．ちゃんと腎臓にも学習のポイントがあるのです．

まず，ミクロとマクロの構造物を分けて覚えましょう．解剖学でマクロというと肉眼的に見える構造物，ミクロというと顕微鏡で見える構造物を意味します．ちなみに小腎杯・大腎杯・腎盤などはマクロな構造物で，ボウマン嚢・糸球体はミクロな構造物です．ごちゃ混ぜにせず，しっかり区分して覚えましょう．

腹膜後器官とは何か

腎臓やそこから続く尿管は，**腹膜後器官**に相当します．腹膜後器官とは，腹腔の奥の壁に埋まっている臓器のことを意味します．これに対し，腹腔の中で腹膜によってぶら下がっている臓器は**腹膜内器官**と呼ばれています＊.

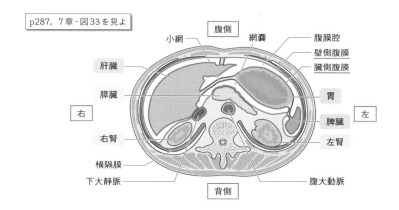

p287，7章-図33を見よ

- 小網
- 腹側
- 網嚢
- 腹膜腔
- 壁側腹膜
- 臓側腹膜
- 肝臓
- 膵臓
- 胃
- 右
- 左
- 脾臓
- 右腎
- 左腎
- 横隔膜
- 下大静脈
- 背側
- 腹大動脈

この腹膜後器官，国家試験によく出るんです．**腎臓**や**尿管**以外にも，**副腎**や**膵臓，十二指腸，上行結腸，下行結腸**などが該当します．実態が見えないだけに，イメージしにくい領域ですよね．苦手な人は一個ずつ，覚えていきましょうね．

腎臓のマクロな構造物

腎臓は先ほど言った通り，ソラマメもしくはインゲン豆のようなカタチをしてます．ソラマメって真ん中がグッと凹んでますよね．だから腎臓も同様に，片側の中央が凹んでいます．この凹んだ部位を，**腎門**といいます．ちなみに腎門は，左右とも脊柱側を向いています．

＊　第2講消化器p102参照

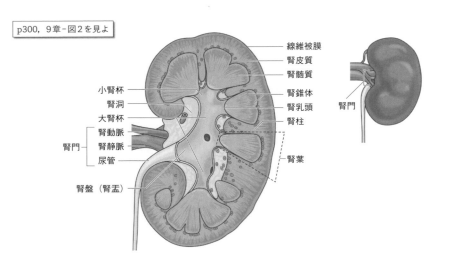

p300，9章−図2を見よ

線維被膜
腎皮質
腎髄質
腎錐体
腎乳頭
腎柱

小腎杯
腎洞
大腎杯
腎動脈
腎静脈
尿管
腎門
腎盤（腎盂）

腎葉

腎門

腎門は「門」というだけあって，まさに腎臓の出入口．ここから腎動脈・腎静脈，神経，尿管などで出入りしています．ネーミングセンスが良いですよね．名称が形態を表しています．他にも「門」がある臓器は，いくつもありますよ．肺なら**肺門**だし，肝臓なら**肝門**．みなさんのご自宅と一緒で，ちゃんと出入口が決まってます．窓から友達が入ってきたら，困るでしょ？腎臓も肺も肝臓も同じ．どこからでも好き放題に脈管や神経が出入りしているわけじゃない．いいですか，臓器の出入口には「門」という字を付ける．これ，解剖学の約束事ですからね．

次は**腎洞**です．これはちょっと覚えにくいかもしれません．腎洞は腎門の奥にある，脂肪に満たされた空間です．図で位置を確認してみてください．黄色く描いてあるのが脂肪です．この領域に小腎杯や腎盂など，尿管へと続く管状の構造物が埋まっています．

そして腎洞の周りの領域が，腎臓の**実質**です．実質とは何かと言うと，中身がぎっしり詰まっている部分のことです．腎洞は中が空洞だったでしょ．ちゃんと腎臓の図を見て，どこが実質でどこが腎洞なのか理解してください．では，これからその実質の話をします．

腎皮質と腎髄質

腎臓の実質は，**腎皮質**と**腎髄質**からなります．これも解剖学ではお決まり文句．皮質といえば表層，髄質といえば深層の構造物のことです．大脳だって，そうですもんね．

では，ここからちょっと難しくなりますよ．腎皮質と腎髄質，まずは腎髄質から見ていきましょう．

見てもらえるとわかるように，腎髄質はちょっと複雑な構造をしています．この腎髄質，よく見ると2つの領域に分かれているのがわかりますか？ハート型の部分と，ハート型とハート型の隙間の部分．

ハート型はここ

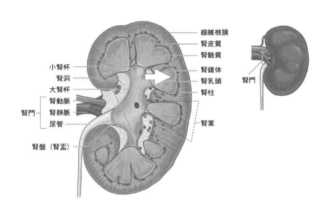

縁維被膜
腎皮質
腎髄質
小腎杯
腎洞
腎錐体
大腎杯
腎乳頭
腎動脈
腎柱
腎門
腎静脈
尿管
腎葉
腎盤（腎盂）
腎門

このハート型の部位，言い換えれば，円錐みたいな形にも見えますよね．底辺が円形でサンカクの構造が，円錐です．それをひっくり返したようなカタチだから，**腎錐体**と呼ばれています．

ここで大事なのが，実質と空洞の領域をしっかりと見分けること．腎錐体の尖端は，空洞に向かって突き出る形になってますよね．これも解剖学のお約束事なんですが，尖端がポコって突き出る構造に乳頭という名前を付けるこ

とが多いです．だからこの部位も例外なく，腎錐体の尖端だから**腎乳頭**といいます．ここから，濾過された尿がポタリポタリと流れ出るんですね．

腎葉とは

腎臓の肉眼的単位として扱われるのが，**腎葉**です．これはどういう意味なのでしょうか．まず，テキストを読んでみましょう．

> "腎錐体とその周囲の腎皮質を合わせて腎葉という"
>
> （前掲書, p300 より引用）

先ほど説明した腎錐体と，その表層にある腎皮質．ここを誕生日ケーキみたいに，ナイフでカットしたとしましょう．ケーキのピースみたいにカットしたら，向きを縦に変える．その図がこちらです．

p301，9章-図3を見よ

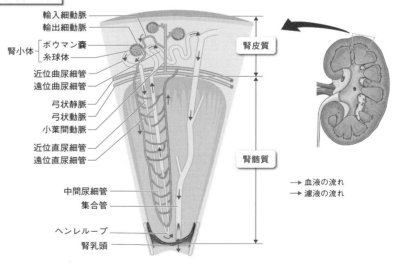

輸入細動脈
輸出細動脈
腎小体 ┌ ボウマン嚢
      └ 糸球体
近位曲尿細管
遠位曲尿細管
弓状静脈
弓状動脈
小葉間動脈
近位直尿細管
遠位直尿細管
中間尿細管
集合管
ヘンレループ
腎乳頭

腎皮質
腎髄質

→ 血液の流れ
→ 濾液の流れ

授業でも何回か見たことあるでしょ？ この図は腎錐体とその表層にある腎皮

質，つまり腎葉の構造を示しています．この領域に**腎単位**という一連の構造物があります．ということで，肉眼的単位の腎葉を説明しました．

腎皮質についてはマクロよりもミクロな構造が特に重要なので，もうちょっと後で説明しますね．まず先に，ここまでをちょっと整理しましょうか．

まずはハート型の部位が**腎錐体**で，その先端が**腎乳頭**．そこから尿が出るんでしたよね．そして腎錐体と表層の腎皮質を，ケーキのようにカットした領域が**腎葉**．これが**腎臓の肉眼的単位**でした．ここまで，よろしいでしょうか．

あと，腎髄質で覚えなくちゃいけないのは1個だけ．腎錐体と腎錐体の間の領域．この部位は**腎柱**と呼ばれています．読み方に気をつけてくださいね．「じんちゅう」です．「じんばしら」ではありませんよ．鬼滅の刃じゃないんだから．そんな柱，カッコワルイですよね．「全集中，排尿の呼吸」って言われても，泌尿器なんだか呼吸器なんだかわかりゃしない……まぁ，悪ノリはこの辺でやめておきましょうか．

腎臓のおちょこ

次は腎臓の空洞の領域にある**小腎杯**，**大腎杯**，**腎盤**もしくは**腎盂**．これらを理解するためには，それぞれの構造をしっかりとイメージすることが重要です．ではまず図で，腎乳頭を見てみましょう．腎乳頭に対応する空洞の領域は，どんなカタチになっていますか？ ちょうど，おちょこみたいなカタチになってますよね．日本酒を飲むときに使う，あのおちょこです．

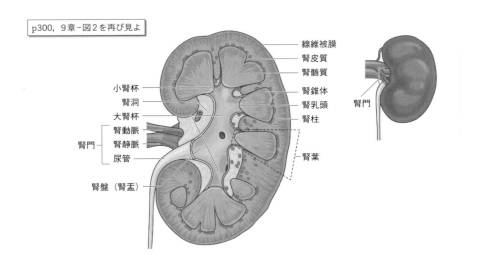

p300，9章-図2を再び見よ

線維被膜
腎皮質
腎髄質
腎錐体
腎乳頭
腎柱

小腎杯
腎洞
大腎杯
腎動脈
腎門　腎静脈
尿管

腎盤（腎盂）

腎葉

腎門

腎乳頭から尿が出るんでしたよね．そしてそれを，小さいおちょこで受ける
イメージ．だから，この空洞の領域は**小腎杯**と呼ばれています．

みなさん，お相撲さんが昇進や優勝したときに，大きな杯（さかずき）を持っているのを
見たことありませんか？きっと日本酒の瓶を，何本も注ぎ込むんでしょうね．
だから，小腎杯が数個集まって形成された部位を**大腎杯**というんです．

そして同じ理屈で，大腎杯がさらに集まった領域が**腎盤**もしくは**腎盂**．これ
が尿管へと続いていくわけです．

腎盂の「盂」ってなんでしょう

腎盂の「盂（う）」の字って，どういう意味でしょう．常用漢字ではないので，普
段はなかなか見ない字ですよね．ちなみにスマホに「はち」と入力すること，
この字が出てきますよ．「はち」は，杯よりも大きい器ですよね．だから，大
腎杯が集まった部位が腎盂となるわけです．小さい杯から大きい杯，そして
盂（はち）．尿がだんだんと集まっていくイメージ，わかりましたでしょうか．では，
腎臓のマクロな構造物はここまで．次はミクロな構造物の話をしますよ．こ

こからは腎葉のミクロな構造物，腎小体と腎単位について講義します．その前に，講義もちょうど半分となったので一息入れましょう．

◆　　　◆　　　◆

ミクロな構造

では再開します．おそらく，ここからが苦手な人，多いんじゃないかな．では，先ほど説明した腎葉の図を見てみましょう．

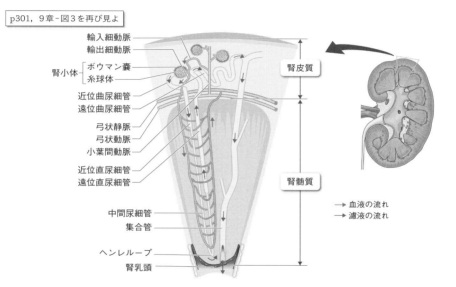

p301，9章-図3を再び見よ

輸入細動脈
輸出細動脈
腎小体　ボウマン嚢
　　　　糸球体
近位曲尿細管
遠位曲尿細管
弓状静脈
弓状動脈
小葉間動脈
近位直尿細管
遠位直尿細管
中間尿細管
集合管
ヘンレループ
腎乳頭

腎皮質
腎髄質

→ 血液の流れ
→ 濾液の流れ

腎葉は腎皮質と腎髄質をケーキのようにカットした部位，腎臓の肉眼的単位でした．腎乳頭と小腎杯の位置も，確認してくださね．ここからは腎葉のミクロな構造物について講義します．まずは**腎小体**．別名が**マルピギー小体**です．文献によってはマルピーギ小体って書いてあったりしますが，気にしないでください．読み方の違いだけです．

腎小体は，**糸球体**と**ボーマン嚢**から構成されています．腎葉の図で見ると，腎皮質の領域にありますよね．次は，腎小体をアップで見てみましょう．

p301，9章–図4を見よ

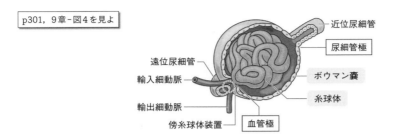

遠位尿細管
輸入細動脈
輸出細動脈
傍糸球体装置
近位尿細管
尿細管極
ボウマン嚢
糸球体
血管極

当然ながら，尿は血液を濾過して生成されます．なので腎門には，腎動脈と腎静脈が出入りしています．

ちなみに腎臓以外に肺や心臓など，大量の血液が出入りする臓器はいくつかありますよね．そういった臓器の血管は仕事として血液を扱う血管と，臓器自体を栄養する血管に分かれます．覚えていますか？仕事として血液を扱う血管を**機能血管**，臓器自体を栄養する血管を**栄養血管**と言いましたよね[*]．肺であれば機能血管が肺動・静脈，栄養血管が気管支動・静脈でした．肺動脈っていかにも肺を栄養しそうな名前ですが，機能血管ですからね．

ですが実は腎臓には，機能血管と栄養血管という区分はないんです．ちょっとひっかけ問題みたいな話をしてしまいました．では腎小体の話を続けましょう．

腎動脈が**輸入細動脈**となってボウマン嚢の中に入り，グニャグニャと曲がりながら糸球体を形成する．そして**輸出細動脈**として出ていく．輸入と輸出，日本だってそうでしょ？資源が乏しいから海外から鉄を輸入して，車を作って輸出する．出入りする脈管の名前，よろしいでしょうか．

---

[*] 『Stay's Anatomy 神経・循環器編』（羊土社，2020）第3講参照

血液は糸球体から，ボーマン嚢へと濾過されます．そのとき，最も濾過の原動力になるのが血圧です．糸球体の毛細血管圧がボウマン嚢内圧よりも高いことによって，血漿の濾過が行われます．だから一定の血圧がないと，尿は作られないわけです．そうなってしまうと尿が作れず，不要な排出物が身体に蓄積してしまう．これが尿毒症です．

では，腎小体の全体像を改めて見てみましょう．輸入細動脈と輸出細動脈が出入りする部分には，血管極という名称が付いています．これに対し，濾過した尿が尿細管へと向かっていく部分は尿細管極と呼ばれています．丸い腎小体の一端が血管極で，反対が尿細管極．地球だってそうでしょ？ ちょうど丸い形状で，北極と南極がある．この対の領域，覚えてくださいね．

あと忘れちゃいけないのが，血管極にある重要な構造物，傍糸球体装置です．傍は訓読みで「かたわら」って読みますよね．糸球体の傍にあるから，傍糸球体装置と覚えてください．そして，そこから分泌される重要なホルモンが，レニンです．レニン–アンギオテンシン–アルドステロン系にかかわる，あのレニンですよ＊．ちなみに傍糸球体装置と同様に，「傍」という字が付く細胞が甲状腺にありましたよね．最終学年のみなさんは，ちゃんと覚えてるかな？ 傍濾胞細胞．カルシトニンを分泌する細胞でした．

アイドルユニットと腎単位

腎小体と腎単位．これらがどう違うのか，しっかりと説明できるようになりましょう．まず，ボーマン嚢と糸球体を合わせたものが腎小体でした．そして，腎小体と尿細管を合わせたものが腎単位です．

これ，そんなに難しい違いじゃないんですよ．だってみなさんが学校で受けている授業だって，15コマで1単位じゃないですか．いっぱい集まるとユニット，つまり単位になりますよね．だから，腎小体に尿細管を加えたもの

＊　第3講内分泌p134参照

が腎単位です．アイドルだってそうでしょ？ 複数人集まったら，ユニットっていうじゃないですか．unitは日本語で単位ですから，腎小体と尿細管と合わせたものが腎単位となるわけです．

行ったり来たりする尿細管

では次に，尿細管を追っていきましょう．尿細管のスタートは，先ほど説明した腎皮質にある腎小体の尿細管極です．そこからすぐに，**近位尿細管**となります．その後は腎髄質に入り，**ヘンレループ**で腎皮質に向かってUターン．**遠位尿細管**として戻った後に，**集合管**を経て腎乳頭に開口します．またヘンレループは別名，**ヘンレ係蹄**とも呼ばれます．蹄は「ひづめ」と読みますよね．馬の蹄のように，Uの字型に走行しているんだと覚えてください．

では，改めて腎乳頭を見てみましょう．小腎杯に向かって開口していますよね．

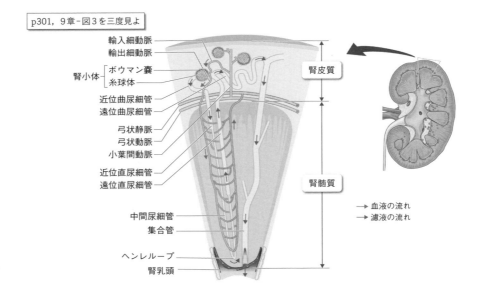

p301，9章-図3を三度見よ

輸入細動脈
輸出細動脈
腎小体 ┌ ボウマン嚢
　　　└ 糸球体
近位曲尿細管
遠位曲尿細管
弓状静脈
弓状動脈
小葉間動脈
近位直尿細管
遠位直尿細管
中間尿細管
集合管
ヘンレループ
腎乳頭

腎皮質
腎髄質

→ 血液の流れ
→ 濾液の流れ

原尿は99％が再吸収される

では，いよいよ尿生成のしくみ．大事なポイントです．

糸球体から濾過されて生成される尿は**原尿**と呼ばれ，その量は1日に約160リットルにも及びます．ですが実際には，そんなに大量のオシッコは出ていませんよね．そんなに出たら，大柄なわたしでも1日に2回は干からびてしまいます．原尿の大部分は，近位尿細管と集合管で再吸収されています．<u>どのくらい再吸収するのかというと，実に99％以上</u>．だから1日に排泄される尿の量は，160リットルの1％未満に相当する1～1.5リットル．まぁ，その程度の量ですよね．

でもこれってよく考えると，すごく要領が悪いことだと思いませんか．例えばですよ，みなさんがコンビニでアルバイトしていたとしましょう．夜中，お弁当を1個売るために100個発注なんてしませんよね？そんなことしたら，アルバイトはクビになっちゃいます．99％を再吸収するくらいなら，最初から作る量は3リットルくらいにしておけばいいのに．そのほうが，使うエネルギーに無駄がないのに．そう思いませんか？

99％を再吸収するメリット

でも，それは違うんです．腎臓は，水や電解質の調整にかかわっています．もし99％の再吸収量を98％に減らしたら，どうなるでしょう．わずか1％だけ減らしただけで，1～1.5リットルの尿量は2倍の3リットル近くになってしまいます．つまり腎臓は原尿を大量に作るからこそ，わずかな再吸収量の増減だけで尿量を効率よく調整しているのです．

逆に言うと，もし原尿が3リットルしかなかったら，どうなるでしょうか．水や電解質を調節するために，腎臓の機能を乱高下させないといけないですよね．今日は冒頭に，泌尿器は循環器の延長線上の器官と捉えてほしいと説

明しました．意味がつながってきましたか？

飲み会後の誘惑を生理学的に考える

腎臓は本当に生真面目な臓器なんです．成人を迎えた方は経験があるかもしれませんが，ビールをガブガブと飲むとトイレが近くなりますよね．摂取した水分量を調整するために，尿を排泄しているわけです．ただアルコールには利尿作用があるのでオシッコが出過ぎてしまい，軽い脱水状態になってしまいます．また排尿に伴って塩分量も一時的に低下し，アルコール分解のために糖質が必要となってきます．

身体の脱水，塩分不足，糖質の補給が一気にできる食物といえば何でしょう？

やはり，**ラーメン**ですよね．

なので，飲んだ後にラーメンを食べてしまうのは生理学的には仕方がない！……というわけじゃないですよ．カロリー的にはオーバーですからね．みなさん，気をつけましょう．

尿管

腎臓から膀胱をつなぐ管が**尿管**です．この尿管が膀胱の壁を貫く角度，けっこう重要なんです．

「尿管は膀胱壁を斜めに貫く．○か×か」

尿管は膀胱壁を，斜めに貫いています．斜めに進入することにより，尿の逆流防止に関与しています．あと膀胱の形状ですが，ひっくり返した三角錐に見えなくもないですよね．

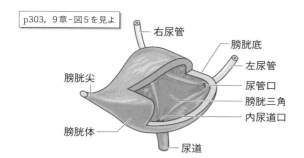

p303，9章-図5を見よ

右尿管
膀胱底
左尿管
膀胱尖
尿管口
膀胱三角
内尿道口
膀胱体
尿道

解剖学では，円錐状の構造に対する名前付けのルールが決まってきます．円錐の底辺に相当する部位の名称には「底」という字が使われます．また尖端に対しては「尖」，真ん中のボディのところは「体」という字が付くことが多いです*．

膀胱はイチジクみたいなカタチに見えますが，円錐にも見えますよね．だから各部の名称が**膀胱底，膀胱尖，膀胱体**となるわけです．

ということで，左右の尿管が斜めに貫いて，出た先が膀胱底の**尿管口**．そこから下に行くと，膀胱の出口に相当する**内尿道口**があります．

なぜ「内」尿道口かというと，当然ながら**外尿道口**があるからです．外生殖器へとつながっていくのが外尿道口で，内尿道口と外尿道口の間にあるのが**尿道**です．

また，外生殖器の形態には性差があるので，男性と比較して女性は尿道は短い．言い換えれば女性の膀胱は体外から近いので，膀胱炎などの**尿路感染症**が男性よりも起こりやすいと覚えてください．

講義も終盤に差し迫ってきました．ここで膀胱の中でも，特に大事な**膀胱三角**の説明をしたいと思います．

＊　第2講消化器 p79参照

左右の尿管口と内尿道口を結んだ三角形の領域を，**膀胱三角**といいます．この領域にはヒダが無く，ツルッと平坦な形状をしています．このヒダの有無，各職種の国家試験に「なんでこんなに出るの？」というくらい出題されます．例えば，こんな感じ．

「膀胱三角は平滑である．○か×か」

平坦と平滑は，同じ意味ですよね．しっかりとポイントとして押さえましょう．

尿道に関する性差

あと，尿道に関連する性差で重要なのが，**前立腺**です．

前立腺は男性のみに存在する構造物で，直腸のすぐ前方に位置しています．また，前立腺の中央部は尿道によって貫かれています．図で確認しましょう．

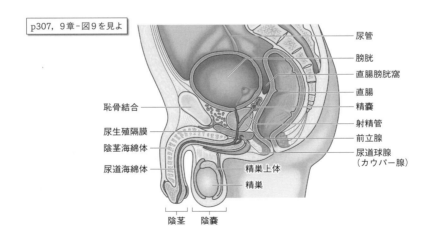

p307，9章-図9を見よ

尿管
膀胱
直腸膀胱窩
直腸
精嚢
射精管
前立腺
尿道球腺
（カウパー腺）
恥骨結合
尿生殖隔膜
陰茎海綿体
尿道海綿体
精巣上体
精巣
陰茎　陰嚢

また前立腺の後面には**精嚢**という部位があり，精液の分泌の大半を行っています．精嚢から続く**射精管**も前立腺を貫き，先ほど説明した尿道と合流して

います．前立腺の位置や貫く管の種類は，国家試験によく出題されるのでしっかり覚えましょう．

そしてこの前立腺，40代以降になると徐々に肥大しはじめます．その結果，排尿時間の延長や夜間頻尿が起こり，さらには前立腺がんが発症する場合もあります．当然ながら，女性にはこれらは起こりませんよ．

では前立腺の位置を踏まえ，男性と女性の骨盤内臓を矢状面で見てみましょう．

腹膜腔，つまり腹部の空洞の一番下端はどこでしょう？ 男性でも女性でも，直腸のすぐ前方が下端部になっています．それぞれの位置を図で確認してみましょう．男性では直腸のすぐ前が膀胱であるのに対し，女性では直腸の前に子宮が位置しています．なので腹膜腔の最下端部の名称は男性では**直腸膀胱窩**，女性では**直腸子宮窩**となります．また直腸子宮窩は別名，**ダグラス窩**とも呼ばれています．

p309，9章-図13を見よ

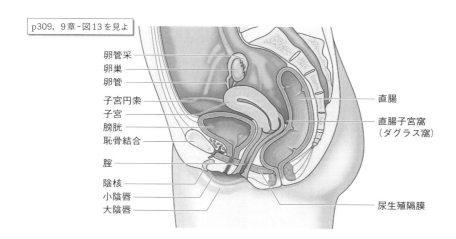

このダグラス窩，あまり聞き覚えがないという学生さんも多いかもしれません．ダグラス窩は看護師の国家試験では出題されますが，他のコメディカル

ではほとんど出題されません．ダグラス窩は，外科手術後にドレーン留置を
する部位として重要です．国家試験として出題されることは少ないかもしれ
ませんが，医学としては常識なのでしっかりと覚えてください．

みんな苦手な蓄尿反射と排尿反射

今日の講義の一番最後は，みんな苦手な蓄尿反射と排尿反射です．テキスト
の304ページを見てください．

> "膀胱の尿の容量は500〜600mLであるが，200mL前後までたまると尿
> 意を感じるようになる．尿がたまることによって膀胱壁が引き伸ばされ，
> その刺激が骨盤内臓神経（S2〜4から分岐する副交感神経）によって腰・
> 仙髄の排尿中枢へと伝えられる．"

(前掲書，p304より引用)

では少しずつ，読み解いていきますよ．

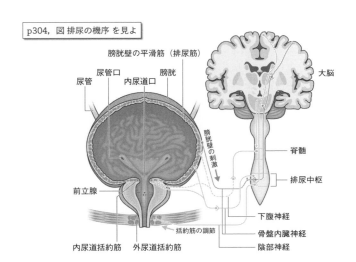

p304，図 排尿の機序 を見よ

膀胱に貯められる尿の容量は500〜600mL．だいたい，ペットボトル1本

分ですよね．そこに200mL，つまり牛乳びん1本分の尿が溜まると尿意を感じるわけです．500mLまでいったら，限界点だから漏らしちゃいますよね．

そしてちょっとわかりにくい，「膀胱壁が引き伸ばされる」という表現．膀胱の中に尿が溜まってくると，膀胱の壁がパンパンになってしまいます．これが「壁が引き伸ばされる」という状態です．その刺激が**骨盤内臓神経**を伝わって，腰・仙髄にある排尿中枢へと伝えられます．

ちなみに骨盤内臓神経は，副交感神経の枝です．わたしたちの排尿には交感神経と副交感神経，つまり**自律神経**がかかわっています．自律神経は当然ながら，不随意性ですよね．それに加え，排尿には随意的にコントロールできる**体性神経**の枝もかかわっています．だって体性神経がかかわってなかったら，自分の意思でオシッコを我慢することができなくなっちゃいますよね．だから自律神経だけに，排尿を任せられません．

まず，蓄尿反射を考える

蓄尿反射と排尿反射．まず蓄尿反射から理解していきましょう．これは排尿の準備が整ってない場合に起こる反射です．そりゃそうですよね．蓄尿なんだから．

ではテキストで，蓄尿反射の項目を読んでみましょう．

> "大脳皮質による排尿反射の抑制によって下腹神経（交感神経）が興奮し，膀胱壁の排尿筋の弛緩・内尿道口括約筋の収縮が起こる．"
>
> （前掲書，p304より引用）

いまの一文を聞いて，あれ？と思いませんか？

自律神経の働きは交感神経が戦闘モードで，副交感神経はリラックス．もち

ろん，それは正解です．ただ間違えてはいけないのは<u>交感神経は何でも収縮，副交感神経は何でも弛緩</u>というわけではありません．

みなさん，排尿はどういった状態でしますか．当然ながら戦闘モードで排尿はできないですよね．リラックスした状態でするものです．だから<u>排尿には副交感神経，蓄尿には交感神経</u>が関与しています．

ということで蓄尿には，交感神経の枝である**下腹神経**が関与しています．では，その下腹神経がどのように働くのか．

下腹神経は，**排尿筋の弛緩と内尿道括約筋の収縮**を起こします．排尿筋というのは，膀胱の壁のことです．そして内尿道口括約筋は，膀胱の出口をキュッと締める筋です．下腹神経，つまり交感神経が働くと，内尿道口括約筋の収縮と排尿筋の弛緩が起こります．つまり尿の出口がキュッと閉じるとともに，尿をいっぱい貯めるために膀胱の壁が緩みます．

出口は締まり，上は緩む

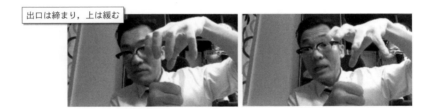

この2つの作用により，尿を溜めることができますよね．だから，交感神経の作用で排尿筋が弛緩するはルール通り．自律神経の作用を収縮・弛緩だけで覚えちゃ，絶対にダメなんです．

排尿反射は「マヨネーズを絞り出す」イメージを

次は排尿反射．今度は排尿だから，副交感神経がかかわっています．では，どう働いているのか．作用としては蓄尿反射の逆です．排尿反射には**骨盤内**

臓神経という副交感神経が働いてます．排尿反射は，マヨネーズを絞り出す
イメージで考えてください．

逆さまにしたマヨネーズを，チューブから絞り出すためにはどうすればよい
でしょうか？ 下にある赤いキャップを外し，上のチューブを絞ればマヨネー
ズは出ますよね．排尿のメカニズムも同じです．

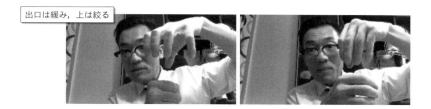

出口は緩み，上は絞る

排尿時には排尿筋が収縮し，内尿道括約筋が弛緩する．この作用により，わ
たしたちは排尿を行うことができます．ここで先ほどの下腹神経と同様に，
自律神経の作用に要注意．骨盤内臓神経，つまり副交感神経の作用により，
内尿道括約筋の弛緩と排尿筋の収縮が起こります．副交感神経はなんでも弛
緩ではないんですよ．

蓄尿に関しても，マヨネーズのチューブのイメージで考えると，覚えやすい
です．キャップを閉めて，チューブ自体を緩める．ということで蓄尿反射と
排尿反射，わかりましたか．ここまでわかってくれたら，わたしはすごい嬉
しいです．

なぜ，わたしたちはオシッコを我慢できるのか

先ほど説明しましたが，排尿に骨盤内臓神経という副交感神経の枝がかかわっ
ています．ただ排尿は，副交感神経の働きだけで行うものではありません．
まず大脳皮質による排尿神経の抑制が外れたうえで，骨盤内臓神経が作用し
ます．理性に関係なく，どこでもジャージャー出ちゃったら大変ですもんね．

最近はこういったご時世ですから機会は減りましたが，少し前までは終電ギリギリまでお店で飲むこともありました．「あ！いけない！」と思って終電に飛び乗ったのは良いものの，どうにもこうにもトイレに行きたくってしかたがない．きっとわたしの膀胱には400mL近い尿が溜まり，副交感神経の作用で排尿筋の収縮と内尿道括約筋の弛緩が起こっていたと思います．ですが全集中と呼吸を駆使し，約30分も我慢することができました．ではなぜ，わたしはオシッコを我慢できたのでしょうか？

排尿には自律神経のみではなく，**陰部神経**という体性神経の枝がかかわっています．陰部神経が支配しているのは，外生殖器にある**外尿道括約筋**です．

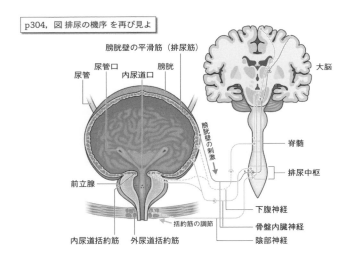

p304，図 排尿の機序 を再び見よ

膀胱壁の平滑筋（排尿筋）

尿管口　膀胱

尿管　内尿道口

大脳

膀胱壁の刺激

脊髄

排尿中枢

前立腺

下腹神経

括約筋の調筋

骨盤内臓神経

内尿道括約筋　外尿道括約筋

陰部神経

体性神経は，随意的に働く骨格筋を支配しています．つまり，わたしが終電の中でもんどりうっているときに，外尿道括約筋が収縮してくれたおかげで最悪の事態を回避することができたわけです．

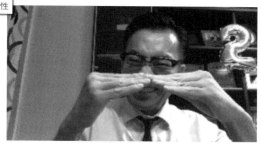

頑張る理性

いやー，あれは実に危なかった．ありがとう，陰部神経．

ということで，蓄尿反射と排尿反射の説明をしました．どの領域が交感神経
支配で，副交感神経支配はどこなのか．また蓄尿・排尿を行うために，どこ
が収縮・弛緩するのかを覚えてください．「交感神経は収縮，副交感神経は弛
緩」という覚え方ではダメですよ．

陰部神経はどこの枝？

最後に1つ質問です．外尿道括約筋を支配する陰部神経．おそらくみなさん
が学校で運動器か神経の講義を受けたときに，習っていると思うんです．陰
部神経はどこから起こる体性神経でしょうか．答えは**仙骨神経叢**です．図で
も確認しましょう．

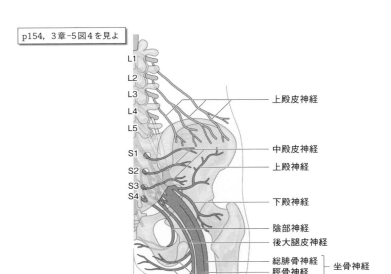

p154，3章-5図4を見よ

- L1
- L2
- L3
- L4
- L5
- S1
- S2
- S3
- S4

上殿皮神経

中殿皮神経

上殿神経

下殿神経

陰部神経

後大腿皮神経

総腓骨神経 ┐
胫骨神経 ┘ 坐骨神経

会陰枝

下殿皮神経

仙骨神経叢からは坐骨神経などの数本の枝が出ていますが，そのなかの1本が陰部神経でした．陰部神経は外尿道括約筋の他に，外肛門括約筋も支配しています．そのため，排便にもかかわっています．

ちなみに，腰神経叢の枝のなかに**陰部大腿神経**という枝があります．名前が少しだけ紛らわしいので，気をつけてくださいね．国家試験では陰部神経と陰部大腿神経を入れ替える問題が，しばしば出題されます．

では講義はここまでにしましょう．今回もボリュームありましたね．

重要なポイントをもう一度，振り返りますよ．

振り返り

そもそも泌尿器とは，何を行う器官でしょうか．利尿を通じて，電解質のバランスや体液量の調整を行っていましたよね．血圧との関係性も非常に重要

でした.

次は腎臓の構造です. 高さの左右差も重要でした. あと, なかなか意味がわかりにくい腹膜後器官, しっかりと復習しましょう.

腎臓のマクロとミクロの構造物, 何がありましたか？ 腎皮質と腎髄質に区分して, 説明できるようになってくださいね. 腎錐体と腎乳頭, そしてそれに対応する小腎杯. 腎臓のおちょこ, 理解してくれましたか？

腎盂の盂とは何だったでしょか？ 尿管へと続く順番も, 言えるようになりましょう.

そして腎臓の肉眼的単位, 腎葉. ここは腎小体や腎単位など, 重要な構造物の目白押し. 全部, 覚えるくらいでいいですよ.

原尿は尿細管のどこで, 何％が再吸収されるんでしたか. その理由も説明しました. 膀胱三角は何と何と何を結んでいる領域でしたか？ 形態の特徴も重要でしたよね.

前立腺やダグラス窩など, 骨盤内臓の性差もポイントでした.

そして最後に蓄尿反射と排尿反射. しっかりと説明できるようになってくださいね.

それではみなさん, 今月もお疲れ様でした.

＜第5講 終了＞

Stay's Anatomy 泌尿器

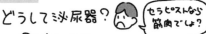

どうして泌尿器?

セラピストなら筋肉でしょ?

おしっこは
- 電解質のバランス
- 体液量(血圧)の調節

⇨ 人体に欠かせないのだよ

泌尿器系

副腎 + 腎臓 + 尿管 + 膀胱 + 尿道
↓　　↓　　↓　　↓　　↓
ホルモン作る　作る 送る 再吸収 ためる 外に出す
　　　　　└──────尿──────┘

副腎は
↓
腎臓とは別の器官　たまたまのってる

腎臓

内側を向いたソラ豆
腎臓は右が低くて左が高い
肝臓は右葉が大きいから

腎皮質 表層にある。腎小体のあつまり
腎髄質 深層にある
○ ♡型の腎錐体 (2種類あるよ)
○ ♡と♡の間に入り込んだ腎皮質が腎柱

おしっこのたまる流れ

小腎杯 < おちょこ
↓
大腎杯 < 小腎杯のあつまり
↓
腎盂 (じんう) < 盂=どんぶり

尿をどうして沢山つくるの

原尿150Lに対し排泄は1.5L

 オフロ1回分
 牛乳パック1.5本

原尿が多いほうが体液を調整しやすい
⇨ 血圧がコントロールしやすい

排泄

▷ だす時はリラックス
(排尿反射)

副交感神経(骨盤内臓神経)
ぼうこう(排尿筋)は収縮
内尿道括約筋はゆるむ
体性神経(陰部神経)
外尿道括約筋もゆるむ

ぼうこうクエスト
ぼうこう
内尿道括約筋→
外尿道括約筋→

▶ ちぢむ ゆるむ

しめる ゆるめる

▷ ガマンする時は興奮
(蓄尿反射)

交感神経(下腹神経)
ぼうこうはゆるむ
内尿道括約筋はしまる
体性神経(陰部神経)
外尿道括約筋もしまる

でそうなのをギュッとがまん

@ryoko_PT

索 引

か

著者プロフィール

町田志樹

了徳寺大学健康科学部理学療法学科・医学教育センター．博士（医学）

新潟リハビリテーション専門学校（現　新潟リハビリテーション大学）卒業．2010年より順天堂大学 大学院医学研究科 解剖学・生体構造科学講座 研究生として解剖学を研究し，2015年に同大学博士課程を修了し博士（医学）を取得（入学資格審査合格のため，修士課程免除）．
解剖学の知識と医療系養成校の教員としての経験を活かし，コメディカルにむけた解剖学の再学習・再構築をコンセプトにした講習会「いまさら聞けない解剖学」と解剖学オンライン講義「Stay's Anatomy」を主催している．著書に「PT・OTビジュアルテキスト専門基礎 解剖学」（羊土社，2018），「町田志樹の聴いて覚える起始停止」（三輪書店，2019），「Stay's Anatomy 神経・循環器編」（羊土社，2020），「町田志樹の聴いて覚える中枢・末梢神経」（三輪書店，2020），「病態動画から学ぶ臨床整形外科的テスト」（ヒューマン・プレス，2021）など．

Stay's Anatomy 臓器編（ぞうきへん）
99%が理解（りかい）できた解剖学（かいぼうがく）オンライン講義（こうぎ）

2021年4月10日　第1刷発行	著　者　　町田志樹（まちだしき）
	発行人　　一戸裕子
	発行所　　株式会社　羊　土　社
	〒101-0052
	東京都千代田区神田小川町2-5-1
	TEL　　03（5282）1211
	FAX　　03（5282）1212
	E-mail　eigyo@yodosha.co.jp
ⓒ YODOSHA CO., LTD. 2021	URL　　www.yodosha.co.jp/
Printed in Japan	
	装　幀　　山口秀昭（Studio Flavor）
ISBN978-4-7581-0251-3	印刷所　　日経印刷株式会社